Monique Vergnaud

Teamentwicklung

W0386418

Die Autorin

Monique Vergnaud ist selbstständige Organisationsentwicklerin, QM-Auditorin, Fachdozentin und Inhaberin der Unternehmensberatung *MediConsult – Beratung und Bildung für das Gesundheitswesen*. Ihr Tätigkeitsschwerpunkt liegt im Bereich der Personal- und Organisationsentwicklung sowie des Projektmanagements. Die Firma *MediConsult* hat sich auf die Beratung von Kliniken sowie stationären und ambulanten Einrichtungen der Altenpflege spezialisiert. Nähere Informationen erhalten Sie unter www.mv-mediconsult.de. Gemeinsam mit den Mediatoren der Firma www.konfliktfreiraum.de begleitet und unterstützt die Autorin Einrichtungen bei der Einführung von Teamarbeit.

Monique Vergnaud

Teamentwicklung

ELSEVIER
URBAN & FISCHER

URBAN & FISCHER
München · Jena

Zuschriften und Kritik an:
Elsevier GmbH, Urban & Fischer Verlag, Lektorat Fachberufe, Karlstraße 45, 80333 München

Wichtiger Hinweis für den Benutzer
Die Erkenntnisse in der Pflege unterliegen laufendem Wandel durch Forschung und praktische Erfahrungen. Die Autorin dieses Werkes hat große Sorgfalt darauf verwendet, dass die in diesem Werk gemachten Angaben dem derzeitigen Wissensstand entsprechen. Das entbindet den Nutzer dieses Werkes aber nicht von der Verpflichtung, Entscheidungen in eigener Verantwortung zu treffen.

Bibliografische Information Der Deutschen Bibliothek
Die Deutsche Bibliothek verzeichnet diese Publikation in der Deutschen Nationalbibliografie; detaillierte bibliografische Daten sind im Internet unter http://dnb.ddb.de abrufbar.

Alle Rechte vorbehalten

1. Auflage Juli 2004
© Elsevier GmbH, München
Der Urban & Fischer Verlag ist ein Imprint der Elsevier GmbH.

04 05 06 07 08 5 4 3 2 1

Das Werk einschließlich aller seiner Teile ist urheberrechtlich geschützt. Jede Verwertung außerhalb der engen Grenzen des Urheberrechtsgesetzes ist ohne Zustimmung des Verlages unzulässig und strafbar. Das gilt insbesondere für Vervielfältigungen, Übersetzungen, Mikroverfilmungen und die Einspeicherung und Verarbeitung in elektronischen Systemen.

Um den Textfluss nicht zu stören, wurde bei Berufsbezeichnungen die grammatikalisch maskuline Form gewählt. Selbstverständlich sind in diesen Fällen immer Frauen und Männer gemeint.

Planung und Lektorat: Karen Skodda, Hannover
Herstellung: Hildegard Graf, München
Satz: Mitterweger & Partner, Plankstadt
Druck und Bindung: Krips b.v., Meppel/Niederlande
Zeichnungen: Karin Wurlitzer, Neuenkirchen
Umschlaggestaltung: SpieszDesign, Neu-Ulm
Titelfotografie: Corbis/Patrik Giardino

ISBN 3-437-47840-0
Aktuelle Informationen finden Sie im Internet unter www.elsevier.com und www.elsevier.de.

Vorwort

Ambulante und stationäre Pflege- und Betreuungseinrichtungen sind stetig darum bemüht, ihre Qualität zu optimieren und die Kundenzufriedenheit zu steigern. Der Weg dorthin kann nur über die Mitarbeiter der Einrichtung führen: Um sich auch zukünftig am „Pflegemarkt" behaupten zu können, müssen Einrichtungen in der Lage sein, sowohl auf Kundenanforderungen als auch auf gesetzliche Bestimmungen flexibel, schnell und wirkungsvoll zu reagieren. Die damit einhergehenden Veränderungen müssen in die Praxis umgesetzt werden und stellen Führungskräfte und Mitarbeiter vor große Herausforderungen. Diese können nur bewältigt werden, wenn sowohl Führungskräfte mit Mitarbeitern als auch Mitarbeiter untereinander konstruktiv und effizient als echtes Team zusammenarbeiten.

In diesem Buch werden strukturelle wie auch soziale Einflussfaktoren im Rahmen der Teamarbeit dargestellt. Deshalb ist dieses Buch ebenso für Führungskräfte aller Hierarchieebenen wie für Basismitarbeiter geeignet. Einerseits wird deutlich gemacht, wie gravierend beispielsweise die Einführung von Zielvereinbarungen, Beurteilungssystemen und persönlichen Entwicklungsmaßnahmen zum Erfolg eines Teams beitragen. Andererseits wird anschaulich dargestellt, dass Teamentwicklung sehr viel mehr ist als die Einführung von Strukturen. Diese liefern zwar die notwendige Arbeitsgrundlage für die Teams, doch die Zusammenarbeit der einzelnen Teammitglieder muss sowohl auf der Beziehungs- als auch auf der Inhaltsebene angemessen begleitet werden. In diesem Buch wird deshalb praxisnah dargestellt, welche Möglichkeiten die Teamleitung und die Teammitglieder haben, den gemeinsamen Entwicklungsprozess erfolgreich zu gestalten.

Eine Aneinanderreihung der männlichen und weiblichen Form von Personenbezeichnungen würde die Lesbarkeit dieses Buches beeinträchtigen. Deshalb wurde von mir die traditionell männliche Bezeichnung als die neutrale Form gewählt, die sowohl die weiblichen als auch die männlichen Personen einschließt.

Danksagung

Ich bedanke mich bei der Verlagslektorin, Frau Karen Skodda, die den Weg dafür bereitet hat, dass ich meine Erfahrungen aus meiner beruflichen Tätigkeit in dieses Buch einbringen konnte.

Inhaltsverzeichnis

1
Von der Arbeitsgruppe zum Team

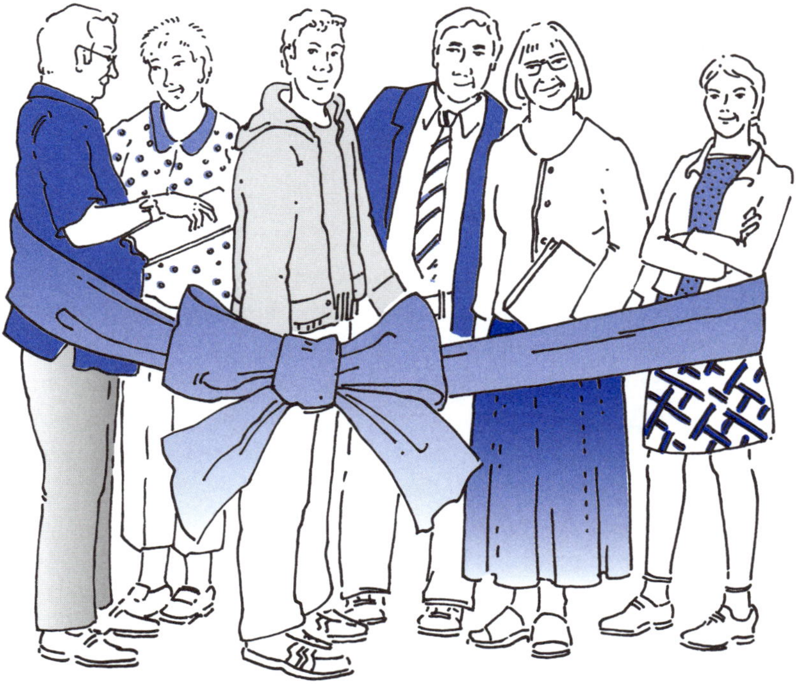

Die Begriffe **„Team- und Gruppenarbeit"** sind heutzutage in aller Munde. Die Rede ist beispielsweise vom

- Pflegeteam
- Beschäftigungsteam
- Qualitätszirkel
- Führungsteam
- Begriff der Projektgruppe.

Bei der Begriffsbestimmung gehen die Aussagen auseinander: Was für die einen „Team" bedeutet, bezeichnen die anderen nüchtern als „Arbeitsgruppe", oder beide Begriffe werden synonym eingesetzt, wobei der Begriff „Team" lediglich als moderne Wortvariante des Begriffs „Gruppe" verwendet wird.

1.1 Was ist ein Team?

Generell sind sowohl Teams als auch Gruppen ähnlichen Entwicklungsprozessen sowie äußeren und inneren Einflussfaktoren unterworfen. Als **Arbeitsgruppe** wird häufig der Zusammenschluss von Personen zur Erreichung eines bestimmten Ziels bezeichnet; im Vordergrund stehen oftmals sachliche Aspekte. Darüber hinaus wird mit dem Teambegriff jedoch stets mehr als der reine Zusammenschluss einer beliebigen Gruppe verbunden.
Teamarbeit besteht sowohl aus einem sachlich-rationalen als auch einem sozial-emotionalen Aspekt. Zu den sachlich-rationalen Aspekten der Teamarbeit zählen beispielsweise Art und Inhalt der Arbeitsaufgabe oder die Zielsetzung und die Arbeitsstruktur. Unter den sozial-emotionalen Aspekten der Teamarbeit versteht man Faktoren wie Teamgeist, Kommunikations- und Konfliktkultur und den Zusammenhalt innerhalb des Teams.
Betrachtet man diese beiden Aspekte, wird deutlich, dass sich die Begriffsdefinitionen der Team- und Gruppenarbeit dadurch unterscheiden, in welcher Ausprägung jeweils eher der sachlich-rationale oder der sozial-emotionale Aspekt in den Vordergrund gestellt wird. Bei der „echten" Teamarbeit sind jedoch beide Aspekte gleichrangig. Die Begriffe „Teamarbeit" und „Gruppenarbeit" sollten erst als **Sy-**

nonym füreinander verwendet werden, wenn beide Begriffe mit der folgenden Definition übereinstimmen:

Ein Team ist eine leistungsorientierte Gruppe mit gemeinsamer Zielsetzung und der Verantwortung für einen geschlossenen Arbeitsprozess. Zudem weist ein Team intensive wechselseitige Beziehungen und Interaktionen sowie einen ausgeprägten Gemeinschaftssinn und einen starken Gruppenzusammenhalt auf.

1.1.1 Hauptkriterien der Teamarbeit

Betrachtet man das tatsächliche Arbeitsumfeld und die Art und Weise der Zusammenarbeit im Alltag und vergleicht diese mit der vorhergehenden Teamdefinition, wird schnell deutlich, dass in der Regel die Mitarbeiter einer Station zwar in einer Gruppe nebeneinander, aber nicht als „echtes" Team miteinander arbeiten.

Die folgenden Punkte sind wesentliche Merkmale, die erfüllt sein müssen, um die Zusammenarbeit von Menschen als „Teamarbeit" bezeichnen zu können. Dies gilt sowohl für **temporäre Gruppen** wie beispielsweise Qualitätszirkel oder Projektgruppen als auch für **Langzeitgruppen** wie beispielsweise die Mitarbeiter einer stationären Wohneinheit oder Mitarbeiter im ambulanten Pflegebereich, die als Team einen festen Kundenstamm betreuen:

- Teams sind Arbeitsgruppen, die sich unter der Moderation eines Teamleiters selbst organisieren.
- Teams tragen die Verantwortung für einen geschlossenen Arbeitsprozess.
- Das Team arbeitet zielorientiert.
- Der gemeinsame Arbeitserfolg ist größer als alle Einzelleistungen der Mitarbeiter zusammen.
- Jedes Teammitglied übernimmt Verantwortung.
- Innerhalb des Teams ziehen sich die Teammitglieder im positiven Sinne gegenseitig zur Verantwortung.
- Bis auf den Teamleader (Teamleiter) sind alle Teammitglieder gleichberechtigt.

1

- Jedes Teammitglied beteiligt sich nach seinen persönlichen Fähigkeiten und wird gezielt nach diesen eingesetzt.
- Die Teammitglieder ergänzen sich dabei in ihren Fähigkeiten.
- Die Teammitglieder unterstützen sich gegenseitig.
- Team- und Einzelfolge können gleichzeitig zugelassen und gelebt werden.
- Die Motivation der Teammitglieder ist hoch.
- Das Engagement innerhalb des Teams ist ausgewogen.
- Rechte und Pflichten der Teammitglieder sind für alle gleich.
- Gemeinsame Normen für das Verhalten sind festgelegt und werden gelebt.
- Teams sind in der Lage, offen zu kommunizieren, und verfügen über eigene Möglichkeiten der Konfliktvorbeugung und -bearbeitung.
- Alle Teammitglieder identifizieren sich mit dem „Wir".

Jedes Team ist eine Gruppe, aber nicht jede Gruppe ist auch ein Team.

Gründe für das Team

Teamarbeit ist sinnvoll, wenn
- zunehmend komplexe Aufgaben bewältigt werden müssen, die die Informationsverarbeitungs-, Steuerungs- und Verantwortungskapazität einer auf Einzelentscheidungen beruhenden Organisationsstruktur überschreitet (strenge Hierarchie)
- organisatorische und soziale Strukturen sich zunehmend vernetzen, um beispielsweise die Qualität der Leistungserbringung und die Kundenzufriedenheit zu steigern
- Restrukturierungsprojekte zur Steigerung der Effizienz und Verbesserung der Aufbau- und Ablauforganisation umgesetzt werden
- der hohe Innovationsbedarf sich nicht mehr durch unsystematische „Einzeldenker" bewältigen lässt und die Einrichtung in der Lage sein will, kreativ, schnell und flexibel auf Anforderungen zu reagieren

- kontinuierliche Personalentwicklungsprozesse gestaltet werden
- „Spezialaufgaben“ wie z. B. Projektvorhaben entwickelt und umgesetzt werden
- der partizipierende Führungsstil tatsächlich in die Praxis umgesetzt werden soll und selbstständige und nicht demotivierte Mitarbeiter als Kapital der Einrichtung gesehen werden.

Formen der Teamarbeit

Als Teamarbeit wird allgemein die Zusammenarbeit anhand bestimmter Merkmale in einer Gruppe bezeichnet. Zudem kann die Teamarbeit in die folgenden zwei Formen eingeteilt werden:

- Als **dauerhafte Gruppen** bezeichnet man Teams, die in die „normale“ Arbeitsorganisation integriert sind. Diese Teams arbeiten langfristig ohne zeitliche Begrenzung zusammen wie beispielsweise die Mitarbeiter einer Wohngruppe. Angestrebt ist eine gleichbleibende Zusammensetzung der Mitglieder.
- Als **temporäre Gruppen** werden Teams bezeichnet, die nicht integriert, sondern parallel zur Arbeitsorganisation bestehen. Diese Teams werden in der Regel eingesetzt, um Projektvorhaben zu realisieren oder das Spezialwissen einzelner Mitarbeiter zu bündeln wie beispielsweise im Rahmen eines Qualitätszirkels. Die Zusammenarbeit ist auf ein bestimmtes Vorhaben gerichtet oder zeitlich begrenzt. Die Teilnehmer können je nach Arbeitsanforderung unterschiedlich sein, wobei ein Basisteam regelmäßig besteht.

Je nach Aufgabenstellung muss die jeweils geeignete Form der Teamarbeit gewählt werden. Für Führungskräfte ist entscheidend, ob eine Team dauerhaft oder temporär zusammenarbeitet, da sich unterschiedliche Problemstellungen ergeben können und die Maßnahmen zur **Teamentwicklung** der Arbeitsform angepasst werden müssen.

1.1.2 Entwicklungsphasen eines Teams

In vielen Arbeitsgruppen sind einzelne der zuvor genannten Teammerkmale in unterschiedlichen Ausprägungen bereits vorhanden. Um jedoch von einem „echten“ Team sprechen zu können, dürfen

1

diese nicht nur vereinzelt vorzufinden sein. Ein Team auf dem Entwicklungsstand eines „echten Teams" wird regelmäßig die Gesamtheit der Merkmale aufweisen, da gerade die Ausprägung dieser Merkmale ein Indiz für den **Reifegrad** eines Teams darstellt (☞ 1.1.4).

Da diese Merkmale nicht „angeordnet", sondern nur langsam in der Gruppe entwickelt und von der Gesamtheit getragen werden können, spricht man von dem **„Prozess der Teamentwicklung".** Dieser verläuft in unterschiedlichen Phasen, in denen die Teamentwicklung durch jeweils geeignete Maßnahmen der **Personalentwicklung** aktiv gefördert, unterstützt und begleitet werden muss (☞ Kap. 3). Dies ist unter anderem notwendig, um Reibungsverlusten und Konflikten frühzeitig begegnen zu können (☞ Kap. 5).

Kommt es in Teams immer wieder zu unlösbaren Konflikten, unfairen Verhaltenweisen und werden vereinbarte Ziele regelmäßig nicht erreicht, kann dies ein Hinweis darauf sein, dass der Teamentwicklungsprozess nicht angemessen unterstützt wird.

Vier Teamentwicklungsphasen

Die Entwicklung eines Teams verläuft, geprägt durch allgemeine interaktive und gruppendynamische Gesetzmäßigkeiten, in den folgenden **vier Phasen:**

- Phase 1: Orientierungsphase oder Forming-Phase (☞ Kap. 4)
- Phase 2: Kampfphase oder Storming-Phase (☞ Kap. 5)
- Phase 3: Organisationsphase oder Norming-Phase (☞ Kap. 6)
- Phase 4: Integrationsphase oder Performing-Phase (☞ Kap. 6).

Der Individualität von Teams wird Rechnung getragen, indem es sich nicht um ein starres Modell handelt, sondern vielmehr um ein **Phasenprozessmodell,** bei dem sich die einzelnen Teamentwicklungsphasen manchmal vermischen und verschieben können, also individuelle Entwicklungsprozesse in den einzelnen Phasen ihren Raum haben. Obwohl diese Vermischung stattfindet, steht fest, dass

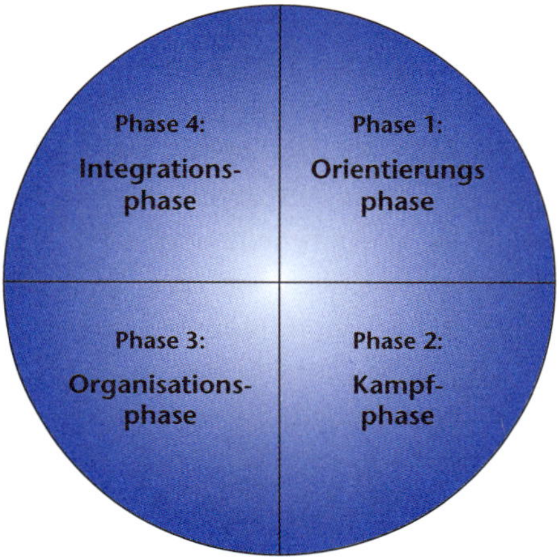

Abb. 1: Die vier Teamentwiclungsphasen im Überblick

kein Team einzelne Phasen überspringen oder auslassen kann. Ein echtes Team kann sich nur bilden, wenn die für die jeweilige Phase prägenden Gruppenprozesse zugelassen und bearbeitet werden.
In jeder Phase beschäftigt sich das Team mit Themen, die für die Entwicklungsphase von Bedeutung sind. Nimmt das Team die Gelegenheit nicht wahr oder bekommt es nicht die Möglichkeit, sich ausreichend mit diesen Themen auseinander zu setzen und sie zu bearbeiten, kann das Fortkommen des Teams gehemmt werden. Grundlegend ist in diesem Zusammenhang auch die **Information** der Beteiligten: Sowohl Führungskräfte als auch Mitarbeiter müssen über Entwicklungsprozesse, Themenschwerpunkte und mögliche Schwierigkeiten in den einzelnen Teamentwicklungsphasen ausreichend informiert sein, um jeweils angemessen und kompetent auf Ereignisse innerhalb des Teams reagieren zu können.

Bewusstsein und Verständnis

Führungskräfte benötigen das entsprechende Hintergrundwissen über die einzelnen Phasen, um die Entwicklungsprozesse innerhalb eines Team nachvollziehen und beurteilen zu können. Diese Kenntnis brauchen sie, um einerseits „normale“ Entwicklungsprozesse fachkompetent unterstützen und andererseits, um beispielsweise **Reibungsverluste** und **Konflikte** frühzeitig aufspüren zu können. Gleichzeitig profitieren auch die Teammitglieder selbst von dem Wissen über die **Bedeutung** der „normalen" Entwicklungsphasen in einem Team. Gefördert werden soll hierdurch, dass sie die eigenen Handlungen und die der anderen Teammitglieder besser einschätzen und reflektieren können. Zudem will man bei den Teammitgliedern das Bewusstsein und Verständnis dafür entwickeln, in welchen Prozessabschnitten die Entwicklung und das Vorankommen des Teams gehemmt sein kann, welche Einflussfaktoren dafür verantwortlich sein können und wie sie selbst innerhalb des Teams angemessen darauf reagieren können.

Wie spät ist es bei uns?

Werden im Rahmen einer Teamsitzung die einzelnen Entwicklungsphasen und die jeweiligen Schwierigkeiten und Möglichkeiten dargestellt, kann die **Team-Uhr-Übung** dazu beitragen, den Entwicklungsstand eines Teams zu reflektieren. Anhand der Abbildung 2 soll

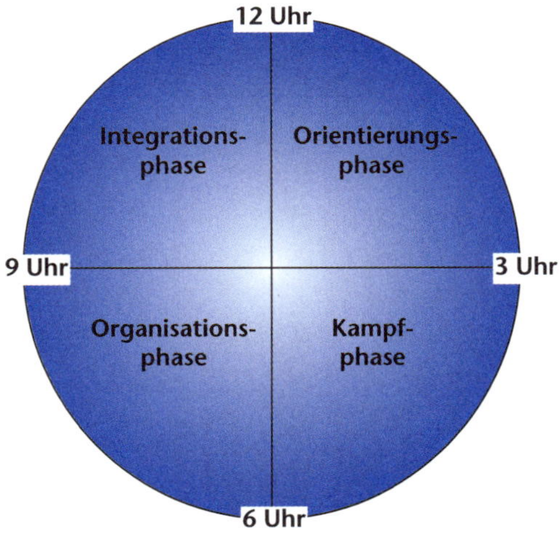

Abb. 2: Die Team-Uhr nach D. Francis. Wie spät ist es bei uns? Arbeitsauftrag: Tragen Sie bitte die Uhrzeit (1-12 Uhr) ein, die Ihrer Meinung nach dem Entwicklungsstand des Teams entspricht.

jedes Teammitglied eine persönliche Einschätzung darüber abgeben, in welcher Entwicklungsphase sich seiner Meinung nach das Team befindet. Jedes Teammitglied bekommt eine Kopie der Teamuhr und führt die Übung in Einzelarbeit durch. Nachdem jedes Teammitglied eine eigene Einschätzung vorgenommen hat, trägt die Teamleitung die Ergebnisse zusammen und visualisiert alle „Uhrzeiten“ auf einer gesonderten Kopie. In der gemeinsamen Auswertung können nun die widersprüchlichen „Uhrzeiten“ reflektiert werden.

Tipps für die Praxis

- Darauf achten, dass die Teammitglieder die Einschätzung einzeln vornehmen und sich nicht einer Gruppentendenz unterwerfen.
- Deutlich machen, dass es keine „richtige“ oder „falsche“ Uhrzeit gibt.
- Im Rahmen der Auswertung gemeinsam mit dem Team besprechen, welche „phasentypischen“ Verhaltensweisen momentan den Umgang miteinander prägen und welche Vorteile und Probleme daraus resultieren.
- Gemeinsam erarbeiten, welchen Beitrag die Teammitglieder zur Bewältigung der einzelnen Phasen leisten können und welche Art von Unterstützung sie von der Teamleitung benötigen.
- Diese Übung zu einem späteren Zeitpunkt noch einmal wiederholen und die Entwicklungsschritte des Teams aufzeigen.

1.1.3 Teamgröße und -stabilität

Die Schwierigkeit bei der Festlegung der Teamgröße besteht darin, die Anzahl der Mitglieder so zu steuern, dass einerseits inhaltlich das **Aufgabenpensum** abgearbeitet werden kann und andererseits gewährleistet ist, dass die Teammitglieder schnell **Kontakt** aufnehmen und jederzeit untereinander kommunizieren können.

Stabilität

Die Teamgröße ist nach unten beschränkt. Von einem Team spricht man erst ab einer Größe von drei Personen (Triade). Diese **Dreier-**

Konstellation erweist sich jedoch in der Praxis oft als schwierig, da sich eine Person schnell ausgeschlossen fühlen kann, sobald sich die übrigen beiden Personen zusammenschließen. Daraus folgt in der Regel, dass sich die „ausgeschlossene" Person wieder anderen Personen außerhalb des Teams anzuschließen versucht und sich somit dem Team oder der Arbeitsgruppe entzieht.
Ein **Viererteam** ist in dieser Hinsicht als stabiler anzusehen. Auf der einen Seite schützt es davor, dass sich jemand ausgeschlossen fühlt, da sich zwei Paare finden können (Dyaden). Auf der anderen Seite kann gerade dieser Aspekt eine Gefahr darstellen, da sich beide Paare festfahren können und dann gegeneinander statt miteinander agieren. **Sechser- und Achterteams** gelten allgemein als stabiler, da sich sowohl Dyaden als auch Triaden bilden können, ohne dass dabei Personen ausgeschlossen wären.
Die Zielsetzung der Teamentwicklung besteht jedoch darin, die Bildung solcher festen **Untergruppen** zu vermeiden. Im Rahmen des Entwicklungsprozesses können sich, auch beeinflusst durch die Aufgabenstellung, Untergruppen bilden. Diese sollten jedoch nicht kontinuierlich bestehen, sondern sich im weiteren Verlauf zu einem „ganzen" Team zusammenfinden.

■ *Informelle Untergruppen*

In einem Sechser- oder Achterteam ist es den Teammitglieder in der Regel möglich, kurzfristig und unkompliziert Kontakt zueinander aufzunehmen und schnell ins Gespräch zu kommen. Geht die Zahl der Mitglieder über acht Personen hinaus, was auf großen Stationen regelmäßig der Fall ist, gestaltet sich die **Kommunikation** und **Kooperation** in der Regel komplizierter und formeller. Dies ist nicht nur durch längere Kommunikationswege bedingt, sondern wird zudem durch die Bildung sogenannter informeller Untergruppen oder Cliquen gefördert.
Ab einer Gruppengröße von über acht Personen bilden sich regelmäßig informelle Untergruppen von ca. vier bis fünf Personen. Diese schließen sich nicht aufgrund des Arbeitsauftrags zusammen, sondern aufgrund von Sympathie und Freundschaft. Von daher sollte, gerade bei temporären Teams, die genannte Größe nicht

überschritten werden bzw. sollten bei dauerhaften Teams die Arbeitsbereiche sinnvoll und klar ersichtlich aufgeteilt werden.

Kommunikationsverhalten

Das Kommunikationsverhalten in Gruppen und Teams ist zudem ausschlaggebend für die Festlegung der Größe. Untersuchungen haben gezeigt,

- dass bei zunehmender Teamgröße der Prozentsatz derjenigen steigt, die zwar **Ideen** entwickeln, diese aber nicht äußern. Bei einer Anzahl von vier Personen bleiben 10 % der Ideen ungesagt und bei einer Größe von zehn Personen bleiben bereits 20 % der Ideen ungeäußert.
- dass bei zunehmender Teamgröße der Anteil derjenigen steigt, die sich nie im Team „öffentlich" äußern. Kommt dies bei einer Teamgröße von fünf Personen fast gar nicht vor, ist es bei einer Größe von zehn Personen bereits eine Person, die nie etwas äußert (vgl. Wahren, 1994).

Je deutlicher der Arbeitserfolg eines Teams von der Kommunikationsfähigkeit der Teammitglieder untereinander und der Entwicklung kreativer Ideen abhängt, desto kleiner sollte das Team sein. Je mehr es auf die reine Erfüllung eines Arbeitsbereiches ankommt und kommunikative Aspekte in den Hintergrund treten, desto größer kann ein Team sein.

Mögliche Warnzeichen

Fallbeispiel

Die Pflegedienstleitung, Frau Sommer, hat in ihrem Hause folgende Beobachtungen gemacht:

Die Mitglieder der Projektgruppe „Angehörigenarbeit" hatten in der Vergangenheit vermehrt Schwierigkeiten, anberaumte Termine einzuhalten, und hatten das vereinbarte Zeitbudget zur Zielerreichung deutlich überschritten. Auf Station C hat sich gezeigt, dass

1

wichtige Ereignisse wie z.B. Fortbildungstermine, Eintrittstermine von neuen Mitarbeitern nicht allen Mitarbeitern bekannt waren. Zudem wurden wichtige Informationen äußerst langsam und teilweise sogar fehlerhaft weitergegeben. Gleichzeitig wurden einzelne Arbeiten immer wieder doppelt oder überhaupt nicht erledigt, wie beispielsweise die 14-tägige Bestellung der Inkontinenzprodukte.

Ein Team kann sowohl zu klein als auch zu groß sein – beides wirkt sich regelmäßig auf das **Leistungsvermögen** des Teams aus. Die beschriebenen Probleme in dem Fallbeispiel können beispielsweise darauf hinweisen, dass die Projektgruppe „Angehörigenarbeit“ zu klein ist oder die notwendige fachliche Kompetenz fehlt. Zudem können die aufgetretenen „Doppelarbeiten“ des beschriebenen Stationsteams darauf hinweisen, dass das Team zu groß ist und die Tätigkeiten nur mangelhaft koordiniert bzw. nicht klar und verbindlich abgesprochen werden.

Je größer ein Team ist, desto genauer und eindeutiger müssen Ansprachen getroffen und Aufgaben verteilt werden.

Zu klein?

Folgende Aspekte können generell auf ein zu kleines Team hinweisen:

- Die geforderten Leistungen werden nicht erreicht, z. B. Zielvereinbarungen.
- Termine werden nicht eingehalten.
- Wichtige Details werden vergessen.
- Die Koordination ist mangelhaft.
- Mitglieder können sich nicht fachlich einarbeiten, benötigen Spezialwissen oftmals von außen.
- Es entstehen häufig Überstunden.
- Mitarbeiter sind eher demotiviert, sie sind überlastet.

Zu groß?

Folgende Aspekte können generell auf ein zu großes Team hinweisen:

- Die Teammitglieder wissen nicht, was die anderen machen.
- Die Arbeitsaufträge und Zielsetzungen sind nicht allen Mitgliedern hinreichend bekannt.
- Die Zusammenarbeit und Koordination ist mangelhaft.
- Es kommt zu Doppel- und Blindarbeiten.
- Wichtige Ereignisse und Probleme gehen an einzelnen Mitarbeitern völlig vorüber.
- Das Informations- und Kommunikationsverhalten ist mangelhaft und schwierig.
- Die Mitglieder sind eher demotiviert, sie zeigen kein Interesse und kein Engagement mehr.
- Entscheidungsfindungen sind langwierig und selten einheitlich.
- Es bilden sich Untergruppen und Cliquen, z. B. „Schicht gegen Schicht".

Die beschriebenen Anzeichen können auf eine unausgewogene Teamgröße hinweisen, was unter anderem die Ursache für verschiedene Spannungen und Konflikte sein kann. Bevor jedoch eine Veränderung in der Struktur erfolgt bzw. die Gruppengröße angepasst wird, sollte immer eine vorhergehende **Sachverhaltsanalyse** erfolgen. Die Mitarbeiter selbst können am besten Auskunft über den Sachverhalt geben.

Tipps für die Praxis

- ▶ Regelmäßig die Teamgröße im Rahmen von Besprechungen und Sitzungen diskutieren, besonders wenn sich Aufgabengebiete verändert haben bzw. neue Aufgaben für das Team hinzugekommen sind.
- ▶ Mitarbeiter in „Krisensituationen" persönlich befragen.
- ▶ In temporären Teams auf Äußerungen achten wie beispielsweise „Ich weiß gar nicht, wer das da drüben ist", „Von welcher Abteilung ist die", „Man kennt sich ja kaum noch", „Wie sollen wir das bis nächste Woche schaffen?", „Ich komme ja gar nicht zu Wort".

- Anzeichen von Über- oder Unterforderung ernst nehmen und gezielt ansprechen.
- Im Rahmen einer Teambesprechung gemeinsam mit dem Team eine TOP-TEN-Liste der häufigsten Doppel- und Fehlarbeiten erstellen.
- Gemeinsam mit dem Team Ursachen für die in der TOP-TEN-Liste aufgezählten Arbeiten herausfinden und Lösungsmöglichkeiten entwickeln. Methodisch kann hierzu das Ishikawa-Diagramm angewendet werden (☞ 6.3.3).

1.1.4 Der Team-Reifegrad

Die Darstellung des Team-Reifegrads (☞ Abb. 3) verdeutlicht noch einmal, dass unterschiedliche Formen der Zusammenarbeit häufig als Teamarbeit bezeichnet werden, obwohl die notwendigen Merkmale der Teamarbeit nicht gegeben sind.
Neben einer aufgabenbezogenen Einteilung lassen sich Teams nach dem „Reifegrad ihrer Interaktion" unterscheiden. Der Reifegrad eines Teams gibt wieder, auf welchem **Entwicklungsniveau** sich das Team befindet und kann Hinweise geben, welche Maßnahmen der Teamentwicklung sinnvoll sind.

Team-Reifegrad-Einteilung:

- In der **Arbeitsgruppe** werden Entscheidungen von einzelnen Personen getroffen; es herrscht regelmäßig ein autoritärer Führungsstil. Das Kommunikationsverhalten ist unaufrichtig und vordergründig. Es existieren keine verbindlichen Regeln, die für alle Gültigkeit haben. Dementsprechend ist das Team nicht in der Lage, Konflikten vorzubeugen bzw. diese zu bearbeiten. Darüber hinaus gibt es keine, wirklich gemeinsam angestrebte Zielsetzung; die Teammitglieder agieren als Einzelpersonen innerhalb einer Gruppe, wobei das Engagement der Mitglieder sehr unterschiedlich ist.
- Als **Pseudo-Team** wird eine Gruppe bezeichnet, bei der ähnlich wie bei der Arbeitsgruppe kein Wert auf kollektive Leistung gelegt wird. Herausragend ist bei dem Pseudo-Team, dass sich die Teammitglieder selbst als Team bezeichnen, aber dennoch indivi-

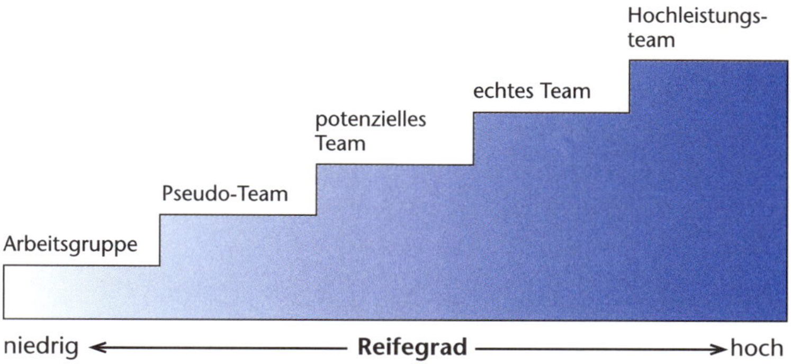

Abb. 3: Auf den Reifegrad bezogene Einteilung von Teams

duelle Einzelleistungen vor die Leistung der Gesamtgruppe stellen. Somit fehlen auch dieser Gruppe wichtige Merkmale der Teamarbeit, was dazu führt, dass die Gesamtleistung niedriger ist als das Gesamtpotenzial in dieser Gruppe.

- Unter einem **potenziellen Team** versteht man eine Gruppe, die ernsthaft bestrebt ist, gemeinsam ihre Leistungsfähigkeit zu verbessern. Im Vergleich zum „echten" Team fehlt es dieser Gruppe aber noch an Zielklarheit, Struktur und einer effektiven Kommunikations- und Konfliktkultur. Die Teammitglieder tragen noch keine gemeinschaftliche Verantwortung. Das potenzielle Team ist die häufigste Form der Zusammenarbeit und ist gerade für Führungskräfte von großer Bedeutung, da es die „Vorstufe" zum echten Team darstellt und die Mitarbeiter gerade in dieser Entwicklungsstufe gezielte und professionelle Unterstützung benötigen.
- Das **echte Team** erfüllt die zuvor genannten Teammerkmale und zeichnet sich somit dadurch aus, dass alle Teammitglieder sich gleichermaßen für eine gemeinsame Sache, gemeinsame Ziele und Vorgehensweisen engagieren und sich gegenseitig im positiven Sinne zur Verantwortung ziehen, was durch eine offene Kommunikations- und Konfliktkultur möglich ist.
- Ein **Hochleistungsteam** erfüllt alle Merkmale des echten Teams und wird oft als die „hohe Schule der Teamarbeit" bezeichnet. Dies bedeutet, dass sowohl die Leistungsbereitschaft als auch die

1

Leistungsfähigkeit noch über der eines echten Teams liegen und zudem ein starker Einsatz für die persönliche Entwicklung der Mitglieder gezeigt wird. Dieser Reifegrad stellt sicherlich das Optimum dar und sollte trotzdem nicht als Maßstab gelten, sondern lediglich aufzeigen, welche Leistungen gut funktionierende Teams erbringen können.

1.1.5 Selbsttest zur Bestimmung der Teamreife

Anhand des Beurteilungsbogens (☞ Tab. 1) kann überprüft werden, welchen Reifegrad das Team tatsächlich aufweist, und ob die Form der Zusammenarbeit tatsächlich als Teamarbeit bezeichnet werden kann.
Diese Selbsteinschätzung ist besonders zur **Standortbestimmung** einzusetzen und sollte von jedem Teammitglied separat durchgeführt werden. Für Teamleiter und Führungskräfte ergibt die Auswertung der Beobachtungsbögen in der Gesamtheit einen guten Überblick, wie die Teammitglieder unabhängig voneinander den Reifegrad des Teams einschätzen und in welchen Bereichen ihrer Meinung nach **Schwachstellen** in der Zusammenarbeit gegeben sind. Hierdurch erhalten Führungskräfte wertvolle Informationen, anhand derer sie gezielt auf bestehende Schwachstellen reagieren können.
Gleichzeitig fördert diese Übung die Kommunikation sowie das Verständnis für unterschiedliche Sichtweisen innerhalb des Teams, wenn die Auswertung mit dem Gesamtteam gemeinsam besprochen und bearbeitet wird.

Sinnzusammenhang		Punktzahl von 1 bis 5
1	Die Teammitglieder können einen gemeinsamen Sinn nennen, dem sich alle verpflichtet fühlen.	
2	Die Ziele sind klar definiert, anspruchsvoll und haben einen klaren Sinnbezug.	

Sinnzusammenhang		Punktzahl von 1 bis 5
3	Die Strategien zur Erreichung der Ziele sind für alle transparent und überschaubar.	
4	Die Rollenverteilung unter den Teammitgliedern ist klar und wird akzeptiert.	
Bevollmächtigung		**Punktzahl von 1 bis 5**
5	Die Teammitglieder arbeiten in dem Bewusstsein, persönlich und als Gruppe etwas zu bewegen.	
6	Teammitglieder haben Zugang zu den benötigten fachlichen und materiellen Ressourcen.	
7	Arbeitsstil und Vorgehensweise stehen im Einklang mit den Zielen des Teams.	
8	Die Kompetenzen des Teams und der einzelnen Teammitglieder sind sinnvoll aufgeteilt und klar definiert.	
Beziehungen und Kommunikation		**Punktzahl von 1 bis 5**
9	Die Teammitglieder kommunizieren offen und ehrlich miteinander und hören aktiv zu.	
10	Das Team hat interne Regeln zum Umgang miteinander erarbeitet.	
11	Das Feedback erfolgt stets konstruktiv.	
12	Konflikte werden frühzeitig offen angesprochen und kooperativ bearbeitet.	
Flexibilität		**Punktzahl von 1 bis 5**
13	Bei Bedarf übernehmen die Teammitglieder auch andere Rollen oder Funktionen.	
14	Die Teammitglieder tragen die Verantwortung für die Leitung und Entwicklung des Teams gemeinsam.	

1

15	Die Teammitglieder können sich ohne Reibungsverluste auf wechselnde Anforderungen einstellen.	
16	Unterschiedliche Standpunkte werden in Betracht gezogen.	
Optimale Produktivität		Punktzahl von 1 bis 5
17	Das Arbeitsvolumen ist hoch und die Ergebnisse entsprechen der Zielsetzung.	
18	Die kollektive Leistung ist größer als die Summe der Einzelleistungen.	
19	Die Entscheidungsfindung verläuft effizient.	
20	Der Arbeitsablauf ist sowohl für die Ergebnisqualität als auch für die Mitarbeiter zufriedenstellend.	
Respekt und Anerkennung		Punktzahl von 1 bis 5
21	Die Beiträge der einzelnen Teammitglieder werden von der Teamleitung und den anderen Mitgliedern anerkannt und gewürdigt.	
22	Die Teammitglieder fühlen sich respektiert.	
23	Die Beiträge des Teams werden in der Gesamtorganisation anerkannt und gewürdigt.	
24	Sowohl die Team- als auch die Einzelleistungen sind nachvollziehbar und werden gewürdigt.	
Motivation		Punktzahl von 1 bis 5
25	Die Teammitglieder arbeiten gerne in ihrem Team.	
26	Sie sind durch ihre Arbeitsaufgabe und ihren Stellenwert motiviert statt durch äußere Anreize.	

27	Die Teammitglieder identifizieren sich mit ihrem Team und haben ein „Wir-Gefühl“ ausgebildet.	
28	Das Engagement innerhalb des Teams ist ausgewogen und gleichmäßig verteilt.	
Gesamtpunktzahl (Summe addieren)		

Durchführungshinweise: Jede der 28 Aussagen muss auf einer Skala von 1 bis 5 eingeschätzt werden, wobei die Punkte 2, 3 und 4 ebenfalls vergeben werden können. Die Punktzahl 1 wird vergeben, wenn die getroffene Aussage nur sehr wenig zutrifft und die Punktzahl 5 wird vergeben, wenn die Aussage voll zutreffend ist.

Tab. 1: Beurteilungsbogen

Für die Auswertung (☞ Tab. 2) werden die von den Mitarbeitern vergebenen Punkte zum Schluss zu einer Gesamtsumme addiert. Anschließend kann die Bewertung bzw. Bedeutung der erreichten Punktzahl der nachfolgenden Tabelle entnommen werden. In einigen Teams kann es förderlich sein, die Auswertung nicht anonym zu vollziehen, was jedoch u. a. vom jeweiligen Reifegrad abhängt. Je höher der Reifegrad eines Teams ist, umso offener ist die Kommunikation und desto ausgeprägter ist die Konfliktfähigkeit.

Punktzahl	Form der Zusammenarbeit (Reifegrad)
0-56 Punkte	Bei Erreichung dieser Punktzahl handelt es sich entweder um eine Arbeitsgruppe oder ein Pseudo-Team. Dies entspricht einem niedrigen Reifegrad.
57-84 Punkte	Es handelt sich hierbei um ein potenzielles Team, das sich auf dem Weg zum echten Team befindet und gezielte Unterstützung benötigt.
85-112 Punkte	Bei Erreichung dieser Punktzahl handelt es sich um ein echtes Team, das alle Merkmale der Teamarbeit vereint.

Tab. 2: Auswertung des Beurteilungsbogens (Fortsetzung)

Punktzahl	Form der Zusammenarbeit (Reifegrad)
113-140 Punkte	Dieses Team ist ein Höchstleistungsteam. Hier können keine Leistungssteigerungen mehr eingefordert werden, sondern die Motivation der Mitarbeiter und das erreichte Leistungsniveau soll erhalten werden.

Tab. 2: Auswertung des Beurteilungsbogens

Tipps für die Praxis

- Die Teammitglieder über den Sinn, die Zielsetzung und den Ablauf dieser Übung gleich zu Beginn aufklären.
- Deutlich machen, dass es um die ehrliche und offene Einschätzung aller Teammitglieder geht und nicht um die Suche nach Personen, die für Schwachstellen verantwortlich sein sollen.
- Jedes Teammitglied seine Beurteilung allein durchführen lassen, da ansonsten die Gefahr besteht, dass anstatt einer individuellen Meinung eine „Gruppenmeinung" dargestellt wird.
- Die Auswertung der Beurteilungsbögen nur im Rahmen des Teams und ohne „fremde" Beteiligte durchführen, da die Hemmschwelle gerade bei sensiblen Themen in der Regel groß ist.
- Bei noch nicht gereiften Teams die Auswertung anonym durchführen; lediglich die Ergebnisse in der Gesamtheit ansprechen.
- Auf die Wahrung der Anonymität gleich zu Beginn hinweisen.

1.2 Möglichkeiten und Grenzen der Teamarbeit

Die Einführung der Teamarbeit kann sich positiv und negativ sowohl auf Mitarbeiter und Vorgesetzte als auch auf die Einrichtung selbst auswirken.

1.2.1 Teamübergreifende Zusammenarbeit

Fallbeispiel

Eine kürzlich durchgeführte Kundenbefragung im Pflegeheim „Sonnenschein" hat ergeben, dass einige Kunden regelmäßig unzufrieden sind mit der Koordination zwischen dem Pflegebereich und dem Therapie- und Beschäftigungsbereich. Dieses Problem wurde auch schon vor der Umfrage immer wieder sporadisch von Bewohnern angesprochen. Zwischen den beiden kooperierenden Bereichen wurde die Unzufriedenheit auch gelegentlich thematisiert; es wurden jedoch keine gemeinsamen Lösungen gefunden, die auf Dauer wirksam waren. Um eine dauerhafte Lösung des Kooperationsproblems erreichen zu können, hat die Pflegedienstleitung die Ergebnisse der Kundenbefragung an den bereits bestehenden Qualitätszirkel zur Bearbeitung weitergeleitet. Das Haus Sonnenschein hatte im Rahmen seiner Qualitätsentwicklung seit kurzer Zeit diesen Qualitätszirkel etabliert. Der Zirkel setzt sich aus Mitarbeitern verschiedener Abteilungen und Disziplinen zusammen.
Da sowohl Pflegekräfte als auch Therapeuten im Qualitätszirkel-Team vertreten sind, gelingt es, unter Berücksichtigung besonderer Aspekte beider Bereiche eine gemeinsame Lösung zu erzielen, die auch in der Praxis bereits Wirksamkeit zeigt.

Bereits vor der Etablierung des Qualitätszirkels haben sich in dem Fallbeispiel vereinzelt Mitarbeiter dem Kooperationsproblem angenommen, konnten jedoch alleine keine wirksame Lösung finden. Was dem einzelnen Mitarbeiter unmöglich war, konnte durch die gemeinsame Bearbeitung des Qualitätsteams bewältigt werden.
In dem Fallbeispiel hat sich das Haus „Sonnenschein" die positiven Auswirkungen der Teamarbeit bereits in **Teilbereichen** zunutze gemacht, indem ein interdisziplinäres Team verschiedene Fragestellungen im Rahmen des Qualitätszirkels eigenverantwortlich bearbeitet und Lösungsmöglichkeiten entwickelt. Um jedoch die Vorteile der Teamarbeit nicht nur in Teilbereichen, sondern in der gesamten Einrichtung nutzen zu können, dürfen Teams nicht nur „abgesondert" vom normalen **Arbeitsalltag** in Form von Projektgruppen oder Zirkeln angesiedelt werden.

1

„Das Ganze ist mehr als die Summe seiner Teile."

Die Konstruktivität und der Erfolg des Gesamtteams liegt weit über den Möglichkeiten des einzelnen Mitarbeiters, wenn die Fähigkeiten, Kenntnisse und Erfahrungen der einzelnen Teammitglieder innerhalb eines Teams gut aufeinander abgestimmt werden. Dies gilt nicht nur für die Zusammenarbeit in Projektgruppen oder Zirkeln, sondern auch für die „normale" Form der Teamarbeit im Arbeitsalltag.

Fallbeispiel

In der stationären Einrichtung „Seniorenglück" ist auffällig, dass einige Wohnbereiche sehr gut und andere wiederum nur schlecht kooperieren. Bei der letzten Wohnbereichsleiter-Besprechung wurde von einer Leitungskraft bemängelt, dass der Wohnbereich „D" letzten Montag nicht freiwillig, sondern nur auf Anordnung der Pflegedienstleitung bereit war, ihrer Station (Station „E") eine Aushilfskraft für zwei Stunden zur Verfügung zu stellen. Gleichzeitig weiß sie, dass gerade Station „D" und Station „C" sich je nach Personalsituation regelmäßig und vor allem freiwillig austauschen. Die Stationsleitung von „D" erwidert daraufhin, dass sie ebenfalls gerade an diesem Tag nicht genügend Pflegepersonal zur Verfügung gehabt hätte und die Anweisung der Pflegedienstleitung nicht angemessen gewesen wäre. Außerdem wäre der Kontakt zur Station „C" im Allgemeinen besser, da viele private Verbindungen bestehen würden und zudem ihre Mitarbeiter nicht so gerne auf Station „E" arbeiten würden und sie möchte „ihre" Mitarbeiter nicht dazu zwingen.

Solche Kooperationsprobleme sind in vielen Einrichtungen, mal mehr und mal weniger verdeckt, an der Tagesordnung. Die Gründe darin liegen oftmals in der mangelnden **Teamzusammenführung** innerhalb des Gesamtunternehmens. Betrachtet man das Gesamtunternehmen als Team, bedeutet dies, dass die Mitarbeiter in dem Fallbeispiel ihren Wohnbereich als separate Einheit und nicht als einen Teil des Gesamtsystems begreifen. Hier fühlt sich jeder Mitarbeiter zwar seinem eigenen Bereich zugehörig (**ingroup**), betrachtet aber alle außenstehenden Bereiche als „Rivalen" und fühlt sich ihnen überlegen (**outgroup**). Diese Situation kann mit den Problemen innerhalb einer Gruppe verglichen werden, wenn diese nicht als Team zusammenarbeitet, sondern aus lauter „Einzelkämpfern" besteht, die nebeneinander statt miteinander arbeiten. Ist die Zusammenarbeit innerhalb des eigenen Teams schon schlecht, kann auch die teamübergreifende Zusammenarbeit nur ebenso defizitär sein.

Begreift man die Einrichtung als Gesamtteam, gilt auch hier der bereits oben genannte Grundsatz, dass der Gesamterfolg der Einrichtung wesentlich größer ist als die Summe der Erfolge der einzelnen Stationen. Sollen die unterschiedlichen Teams konstruktiv miteinander arbeiten, ist der Weg dorthin ebenfalls ein **Entwicklungsprozess**, der gezielt gefördert werden muss. Befinden sich die Teams der Einrichtung in der „Kampfphase", treten auch hier bereichsübergreifende Konflikte auf, die ebenfalls gezielt bearbeitet werden müssen. Beispielsweise trägt auch in dieser Situation die Schaffung von geeigneten Kommunikationsstrukturen erheblich zur Verbesserung der bereichsübergreifenden Zusammenarbeit bei (☞ 5.2 und 5.3).

Tipps für die Praxis

- Der teamübergreifenden Zusammenarbeit eine ebenso große Bedeutung einräumen wie der Zusammenarbeit innerhalb eines einzelnen Teams.
- Teamübergreifende Zusammenarbeit in Form von Projekten und Zirkelarbeit fördern.
- Die Zusammenführung der unterschiedlichen Teams schon zu Beginn der Einführung von Teamarbeit planen und entsprechend umsetzen.
- Bereichsübergreifende Kommunikationsmöglichkeiten schaffen, die sowohl die Sach- als auch die Beziehungsebene einbeziehen.
- Probleme in der Zusammenarbeit offen ansprechen und gemeinsam mit den Beteiligten einer Lösung zuführen.

1

1.2.2 Aufwand und Gewinn für die Einrichtung

Einrichtungen können in mehrfacher Hinsicht von Teamarbeit profitieren: Zum einen direkt durch die strukturierte und effiziente Arbeitsweise in Teams und zum anderen indirekt, indem sich Teamarbeit positiv auf Mitarbeiter und Führungskräfte auswirkt, was nicht nur der Einrichtung, sondern auch den Kunden zu Gute kommt.

Schneller und besser

- Teams reagieren **schneller** und **wirksamer** auf Neuerungen und unvorhersehbare Ereignisse. Dies spart Zeit und Geld.
- Notwendige Veränderungen, die sich teilweise auch nachteilig auf Einzelne auswirken können, werden im Team eher getragen.
- Teams erhöhen die **Qualität** und tragen dadurch zu Effizienzsteigerung, Kostensenkung und Kundenzufriedenheit bei.
- Die für ein Unternehmen „kostspielige" Stagnation durch unbearbeitete Konflikte wird erheblich herabgesetzt, weil die **Konfliktfähigkeit** der einzelnen Mitarbeiter innerhalb eines Teams steigt und dadurch Konflikte konstruktiver bearbeitet werden können (☞ Kap. 5).
- Teams sind **kreativer** und **konstruktiver** bei der Lösung von Problemen, weil das Potenzial der einzelnen Mitarbeiter wesentlich besser genutzt wird und sich durch die Zusammenarbeit in einem Team vervielfacht.
- In gut funktionierenden Teams sind **Kommunikationswege** kürzer und werden effizienter genutzt.
- Die Fluktuation der Mitarbeiter ist geringer, was deutlich Kosten spart und eine effektivere Zusammenarbeit gewährleistet.

Kompetenzen und Fähigkeiten einzelner Mitarbeiter können innerhalb eines Teams optimal genutzt und ausgebaut werden.

Geduld und Investition

Teamarbeit einzuführen und den langen Weg der Teamentwicklung zu begleiten, ist vordergründig nicht nur mit Vorteilen für die Einrichtung behaftet. Folgende Aspekte können sich nachteilig auswirken:

- Gerade in der Anfangszeit benötigt das Team ausreichende **Unterstützung**, z. B. in Form von Fortbildungen und Trainings.
- Führungskräfte sind gerade in intensiven Entwicklungsphasen stark eingebunden (**Zeitfaktor**).
- Der Aufwand für Planung, Koordination und Dokumentation eines Teams ist hoch, besonders in der Anfangszeit.
- Kein Team fällt vom Himmel – in die Arbeitsweise der Teamarbeit müssen sich auch die Mitarbeiter erst einfinden, weshalb Teams nicht ad hoc ein höheres **Leistungsniveau** erbringen können.
- Neben der Bereitstellung fachlicher und sozialer Betreuung fordert Teamentwicklung von der Einrichtung die Gewährleistung geeigneter **Rahmenbedingungen**.
- Finanzielle und materielle **Ressourcen** müssen eingeplant und bereitgestellt werden (☞ 1.3).
- Die Arbeitsform „Teamarbeit" verändert die Rolle von **Führungskräften**, was durchgängig in der Einrichtung von diesen getragen und aktiv unterstützt werden muss (☞ Kap. 2).
- Die Rolle der **Mitarbeiter** ändert sich ebenfalls, da diese im Laufe der Teamentwicklung mehr Verantwortung übernehmen müssen und stärker in Entscheidungsprozesse eingebunden sind. Dies kann sowohl positiv als auch negativ von Mitarbeitern aufgenommen werden.
- Die Einrichtung muss selbstbewusste Mitarbeiter „aushalten" können.

1

Unbestritten kostet die Einführung von Teamarbeit und die kontinuierliche Teamentwicklung der Einrichtung Geld und Zeit. Es darf jedoch nicht außer acht gelassen werden, dass sich die Vorteile einer echten Teamarbeit langfristig positiv auswirken und durch Qualitätsverbesserung und Steigerung der Kunden- und Mitarbeiterzufriedenheit aktiv dazu beitragen, die Kosten der Einrichtung zu senken und die Qualität der Leistungserbringung zu steigern.

Mögliche Gründe für Stagnation

Scheitert ein Team oder stagniert es deutlich in seiner Entwicklung, kann dies generell in den folgenden Aspekten begründet sein:

- Es besteht zu viel **Distanz zur Führung**; die Mitarbeiter haben keine wirkliche Orientierung.
- Es besteht allgemeine Unklarheit über die **Zielsetzung.**
- **Verantwortung** wird nicht konsequent genug delegiert und zugelassen.
- Mitarbeiter werden zuerst nach dem Motto „macht ihr mal" frei laufen gelassen und werden anschließend wieder „zurückgepfiffen".
- Teamarbeit wird von Führungskräften dafür missbraucht, den Mitarbeitern vorzuführen, wie viel Arbeit die Übernahme von Verantwortung macht. Dies geschieht in der Regel durch systematische **Überforderung.**
- Strenge **Hierarchien** lähmen die Teamentwicklung.
- Bis auf den Teamleiter haben die meisten Mitarbeiter ein allgemeines Defizit bezüglich ihrer **Methodenkompetenz** und können beispielsweise keine Besprechung selbstständig und effizient moderieren.
- Die **„Entmachtung"** der Führungskraft wird nicht vollzogen und sie übernimmt auch langfristig lieber selbst alle Moderations- und Koordinationsaufgaben, statt sich als Gruppenmitglied einzufügen.

- **Fortbildungen** und Trainings finden nicht ausreichend statt, was dazu führen kann, dass Besprechungen und Gruppenarbeiten chaotisch und wenig zielgerichtet durchgeführt werden.
- Finanzielle, bauliche, personelle und zeitliche **Ressourcen** werden nicht ausreichend zur Verfügung gestellt.
- Es entstehen **Inselteams**, weil die unterschiedlichen Stationsteams einer Einrichtung nicht zusammengeführt werden. Dies erschwert die Kooperationen im Unternehmen und wirkt sich negativ auf die einzelnen Inselteams aus (☞ 5.2.2).

Teams auf Probe?

Völlig unangebracht ist die Vorstellung, dass man Teams „probeweise" einführen und, wenn es nicht „klappt", wieder zur alten Organisationsform zurückkehren könnte. Durch diese unprofessionelle, dennoch nicht wenig verbreitete Vorgehensweise wird nicht nur Geld und Zeit verschwendet, sondern dies geht vor allem emotional zu Lasten der beteiligten Mitarbeiter. Ebenso ist davon abzuraten, Teamarbeit als eine Art **„Projekt"** auf ausgewählten Wohnbereichen einzuführen und erst im späteren Verlauf auf die gesamte Einrichtung zu übertragen. Wird dennoch so verfahren, führt dies erfahrungsgemäß zu deutlich mehr **Konflikten** und Schwierigkeiten, da Teamarbeit einerseits immer in die gesamte Organisationsstruktur passen muss und andererseits die **Integration** der Einzelteams schon von Beginn an erfolgen sollte.

Bereits vor Beginn muss geklärt sein, welches **Ziel** die Einrichtung mit der Einführung der Teamarbeit anstrebt und ob die geplante Einführung sinnvoll ist. Um Frustration und unnötige Ausgaben zu vermeiden, ist es die Aufgabe von Führungskräften, die Rahmenbedingungen bereits vor Einführungsbeginn dahingehend zu überprüfen, ob diese für die Teamarbeit geeignet sind. Die ideellen Wertvorstellungen der Einrichtungsträger sind dabei ebenso entscheidend wie sachliche und personelle Ressourcen.

1

1.2.3 Auswirkungen auf Mitarbeiter und Führungskräfte

Die verschiedenen Aspekte der Teamarbeit können sich sowohl positiv als auch negativ auf Mitarbeiter und Führungskräfte auswirken, wobei sich die negativen Auswirkungen vorwiegend bemerkbar machen, wenn die Teamentwicklungsphasen nicht ausreichend begleitet werden oder die Unterstützungsmaßnahmen ungeeignet sind. Dies bezieht sich sowohl auf die personelle und fachliche Unterstützung von Seiten der Führungskräfte als auch auf die Bereitstellung finanzieller Ressourcen und geeigneter Rahmenbedingungen (☞ 1.4 und Kap. 2).

Positive Auswirkungen

- Führungskräfte werden entlastet, indem sie klar umschriebene **Verantwortungsbereiche** abgeben können.
- Führungskräfte können sich dadurch vermehrt auf die Aufgabe der eigentlichen **Personalführung** konzentrieren.
- **Komplexe** Aufgabenstellungen können in einem Team schneller und effizienter bewältigt werden als von einer einzelnen Führungsperson.
- Teams können effizienter auf **Neuerungen** reagieren und sind eher bereit, negative Auswirkungen in Kauf zu nehmen, wenn es der Gesamteinrichtung dient (Gesamtteam).
- Teamarbeit steigert die **Motivation** und kann dazu beitragen, negative Erscheinungen wie beispielsweise hohe Fluktuation und Krankenstände zu verringern. Dies trägt zur Verbesserung der wirtschaftlichen Situation und des Betriebsklimas bei.
- Mitarbeiter identifizieren sich bei stärkerer **Einbindung** deutlich mehr mit der Einrichtung und der erbrachten Teamleistung.
- Mitarbeiter können durch die Zusammenarbeit in einem Team voneinander lernen, ihre eigenen Fähigkeiten erweitern und dadurch die **Qualität** der Leistungserbringung verbessern.
- Teamarbeit beeinflusst die **Kommunikations- und Konfliktkultur** positiv und fördert die soziale Kompetenz.

Negative Auswirkungen

- Nicht jede Einrichtung ist für Teamarbeit geeignet, besonders wenn das **Führungssystem** sehr hierarchisch und autoritär aufgebaut ist.
- Die Einführung der Teamarbeit erfordert von allen Beteiligten **Engagement**, was einigen Mitarbeitern zu viel sein kann.
- Werden die Mitarbeiter zu schnell in die **Eigenverantwortung** entlassen oder erhalten dabei keine angemessene Unterstützung, kann es durch die Überforderung statt zu einer Leistungssteigerung zu einem Leistungsabfall im Team kommen.
- **Überforderung** und **Unterforderung** wirken sich gleichsam negativ auf die Leistungserbringung, die Motivation und das Betriebsklima aus.
- Wenn den Phasen der Teamentwicklung kein Raum gelassen wird, kann sich das **Konfliktpotenzial** erhöhen.
- Einige Mitarbeiter sind eher **„Eigenbrötler"**, weshalb die Integration in das Team auch langfristig schwierig sein kann.
- Manchen Mitarbeitern fällt es schwer, sich an Gruppennormen und Verhaltensregeln zu orientieren.
- Stagniert der Entwicklungsprozess über einen längeren Zeitraum, kann die Stimmung von „Teamlust" zu **„Teamfrust"** umschlagen.

1.2.4 Der Nutzen für die Kunden

Ebenso wie sich die Einführung der Teamarbeit auf Mitarbeiter und Führungskräfte sowie die Einrichtung selbst auswirkt, führt die Teamarbeit auch zu Auswirkungen bei den Kunden.

Kontinuierlichere Betreuung

Durch Selbstverantwortung und Dezentralisierung kann die Mitarbeiterzufriedenheit und die Identifikation mit dem Arbeitsbereich gesteigert werden, was sich direkt auf die Kunden auswirkt. Ist beispielsweise durch die hohe **Mitarbeiterzufriedenheit** die Fluktuation geringer, kann der Mitarbeiterstamm kontinuierlich gehalten werden, was generell in jeder Betreuungsform und ganz besonders

im Bereich der Bezugspflegesysteme und der Dementenbetreuung von großer Bedeutung ist.
Gleichzeitig können sich die oben genannten Prinzipien der Teamarbeit positiv auf die **Fehlzeitenquote** auswirken. Die Ursache für hohe Fehlzeiten lässt sich auf den ersten Blick nicht immer eindeutig bestimmen, gerade weil vielfältige Gründe dafür verantwortlich sein können. Dennoch lässt sich mit Sicherheit sagen, dass Fehlzeiten weniger werden, wenn die Mitarbeiter sich zufrieden fühlen und sich mit dem Aufgabengebiet und der Zielsetzung identifizieren können. Somit wirkt sich auch hier die Teamarbeit positiv auf die Kunden aus, weil geringere Fehlzeiten eine Überbelastung des „restlichen" Personals vermeiden und damit einen kontinuierlichen und angemessenen Versorgungsprozess gewährleisten.

Qualitätssteigerung

Zum einen wird die Qualität durch die zuvor beschriebenen Aspekte „Fluktuation" und „Fehlzeiten" beeinflusst. Zum anderen kann die Teamarbeit durch die nachfolgenden Aspekte zu einer Qualitätssteigerung beitragen:

- Die Mitarbeiter haben durch die Verflachung der Hierarchien einen größeren **Entscheidungsspielraum**, der es ihnen ermöglicht, Entscheidungen in einem gewissen Rahmen selbst zu fällen, was generell zu einer schnelleren und damit eher kundenorientierten Entscheidungsfindung führt. Zudem ist dadurch den Kunden die Kontaktaufnahme mit Entscheidungsträgern erleichtert, da diese direkt vor Ort angesiedelt sind.
- Durch die ganzheitliche Aufgabenbewältigung werden Fehler schneller erkannt und können durch die Handlungsspielräume selbstständig und effizient behoben und zukünftig vermieden werden. Da Fehler stets in allen Bereichen auftreten können und sich regelmäßig negativ auf die Kundenzufriedenheit auswirken, führt diese Form der **„prophylaktischen"** Fehlerbearbeitung zu einer eindeutigen Qualitätssteigerung, die dem Kunden direkt zu Gute kommt.
- Teams sind regelmäßig kompetenter im Bereich des Kommunikations- und Konfliktverhaltens, sowohl im Innen- als auch im Außenverhältnis, wovon die Kunden ebenfalls direkt profitieren.

Mitbestimmung

Betrachtet man die eindringlich geforderte „Einbeziehung und Mitbestimmung" der Kunden in den Betreuungsprozess näher, wird schnell deutlich, dass dies leider in der Realität nur fragmentarisch umgesetzt wird, obwohl jeder „weiß", dass dies sicher zur Verbesserung der Betreuungssituation beitragen würde. Wer bezieht beispielsweise die Bewohner tatsächlich in die Erstellung der Pflegeplanung und damit in die Festlegung der Pflegeziele mit ein? Wer lädt in der Realität tatsächlich regelmäßig die Angehörigen und externe Betreuungsmitarbeiter zur Pflegevisite mit ein?
In einer ähnlichen Situation befinden sich die Mitarbeiter. Diese sollen in die **Entscheidungsprozesse** mit einbezogen werden und aktiv mitbestimmen. In der Realität wird jedoch auch diese Zielsetzung nur fragmentarisch umgesetzt. Als Führungskraft muss man sich darüber im Klaren sein, dass es für Mitarbeiter einen enormen **Widerspruch** darstellt, etwas gegenüber den Kunden zu leben, was auf sie selbst von Seiten der Führung keine Anwendung findet – die Einbeziehung in für sie selbst elementare Entscheidungsprozesse. Kunden werden also erst dann voll und ganz von den Mitarbeitern in den Betreuungsprozess miteinbezogen, wenn den Mitarbeitern die dahinterstehenden **Werte** von den Führungskräften vermittelt und vorgelebt werden.

Tipps für die Praxis

- Überprüfen und beobachten, in welchen Situationen Mitarbeiter gegen das Mitbestimmungsrecht und die Autonomie von Kunden verstoßen und welche Auswirkungen mit diesem „Fehlverhalten" verbunden sind.
- Das eigene Führungsverhalten reflektieren und überprüfen, ob es übertragbare Situationen gibt, in denen gegen die Selbstbestimmung von Mitarbeitern gehandelt wird.

1.3 Mittel und Ressourcen

Für die Teamarbeit müssen geeignete Ressourcen vorhanden sein oder geschaffen werden, die eine erfolgreiche Zusammenarbeit ermöglichen. Hierzu zählen **personenbezogene** und **sachbezogene** Ressourcen, die eine Einrichtung dem Team zur Verfügung stellen muss. Zudem muss sichergestellt werden, dass die notwendigen finanziellen Mittel ebenfalls bereitstehen. Generell müssen diese Aspekte bereits vor Beginn der Einführung der Teamarbeit abgeklärt werden. Zudem muss festgelegt werden, wie mit den Ressourcen zu verfahren ist und in welchen Verantwortungsbereich deren Verwaltung fällt.

Vorüberlegungen

Der folgende Fragenkatalog bietet einen groben Überblick, welche Aspekte vor Einführung der Teamarbeit zu überprüfen sind. Gleichzeitig kann die Beantwortung der einzelnen Punkte bei der Erstellung eines **Grobkonzeptes** behilflich sein. Die Bearbeitung der Fragen macht oft schon vor Beginn mögliche Schwierigkeiten und Eckpunkte in der Einführungsphase transparent. Zudem können sach- und personenbezogene Kosten besser geplant und überprüft werden. Die Orientierungsfragen für das Grobkonzept können sowohl für die Planung von temporären als auch von dauerhaften Teams eingesetzt werden.

Fragenkatalog:

- Warum soll in der Einrichtung die Teamarbeit eingeführt werden?
- Von welcher Position geht die Initiative aus?
- Welche Ziele (auch strategische Ziele) werden mit der Teamarbeit verfolgt?
- Wie ist die Einstellung und das Engagement der Mitarbeiter zu bewerten?
- Welche positiven und negativen Auswirkungen sind damit verbunden für die
  - Gesamteinrichtung bzw. Träger
  - einzelnen Bereiche
  - Mitarbeiter und Führungskräfte
  - Kunden?

- Welche Maßnahmen müssen in welchen Bereichen umgesetzt werden?
- Welchen Umfang haben die einzelnen Maßnahmen?
- Wann kann damit frühestens begonnen werden?
- Welche Zeit nehmen die Aktivitäten in Anspruch?
- Stehen die Aktivitäten im Widerspruch zu bereits geplanten Vorhaben und werden Vorhaben überflüssig?
- Welche sach- und personenbezogene Kosten fallen einmalig und welche fallen dauerhaft an?
- Welche strukturellen Ressourcen werden benötigt?
- Passt die Teamarbeit in unsere Einrichtung?

Personen- und sachbezogene Ressourcen

Die vorhandenen Ressourcen beeinflussen die Teamarbeit, indem sie die Arbeitsbedingungen der Zusammenarbeit vorgeben und den finanziellen Rahmen bestimmen.

Personenbezogene Ressourcen:

- Die Anzahl der Mitarbeiter muss dem tatsächlichen Arbeitsanfall angemessen sein.
- Die Qualifikation der Mitarbeiter muss den Aufgaben innerhalb des Teams entsprechen, z. B. Fortbildung in Moderationstechniken.
- Mitarbeiter müssen die Möglichkeit haben, sich in Gruppen zusammenzufinden, oder, z. B. bei temporären Gruppen, von ihren Aufgaben im dauerhaften Stationsteam regelmäßig entbunden werden.

Sachbezogene Ressourcen:

- Stehen geeignete Räume für das Team zur Verfügung, beispielsweise für Besprechungen?
- Werden die Räume von anderen genutzt ? Sind sie für die Teilnehmer regelmäßig zugänglich? Wenn ja, einen genauen Belegungsplan festlegen.
- Muss ein Raum, insbesondere bei ambulanten Diensten, angemietet werden?

1

Arbeitsmaterial:
- Fachliteratur wie Bücher, Zeitschriften und Trainingsvideos
- Computer und -zubehör (eventuell zu Dokumentation- und Schulungszwecken)
- Moderationszubehör, z. B. Karten, Stifte und Folien
- Medien wie z. B. Overhead-Projektor, Meta-Plan (große Pinwand), Flip-Chart.

Kostenplanung

Die Höhe der Kosten ist weitestgehend davon abhängig, in welchem Umfang beispielsweise Maßnahmen der Teamentwicklung notwendig sind oder wie oft sich Teams zur gemeinsamen Bearbeitung in Gruppen zusammenfinden müssen. Die Kostenplanung sollte immer einen pauschalen **Kostenaufschlag** von 10-15 % berücksichtigen, da sich erfahrungsgemäß Schwankungen ergeben können.
Gerade für Kosten im Bereich Fortbildungen, Arbeitsmaterialien und Literatur ist es sinnvoll, die Verantwortung und Verwaltung dieses Budgets in die Hände des Teams abzugeben. Wichtig ist dabei, mit dem Team die **Budgetbedingungen** festzulegen und einen festen Ansprechpartner zu benennen. Dies ist regelmäßig zu Beginn der Teamarbeit die Teamleitung, wobei auch diese Verantwortung im weiteren Verlauf an das Team delegiert werden kann.
- **Kostenplanung** am Beispiel temporärer Gruppen:
  - Mitarbeiter 1: Krankenschwester Station A = X_1,- Euro/Stunde
  - Mitarbeiter 2: Praxisanleiter Station C = X_2,- Euro/Stunde
  - Mitarbeiter 3: Stationsleitung Station B = X_3,- Euro/Stunde
  - Berechnung bei einer Projektdauer von 10 Monaten und einem 4-wöchigen Sitzungsrhythmus: $10 \times X_1 \times X_2 \times X_3$ = Summe X Euro **Mitarbeitergruppenkosten**
  - Hinzu können beispielsweise noch Kosten für Aushilfskräfte kommen, die in dieser Zeit Teammitglieder vertreten müssen.
- **Materialkosten:**
  - Arbeitsmaterialien, z. B. Literatur, Schreibmaterial, EDV
  - Medien, z. B. Moderationsmedien.

- **Sonstige Kosten:**
  – Renovierungs- und Einrichtungskosten für Räume
  – Verpflegungskosten, z. B. Getränke für die Teammitglieder
  – Beratungskosten, z. B. für eine externe Projektbegleitung, Teamcoaching oder Supervision.

Tipps für die Praxis

▶ Fortbildungskosten am tatsächlich ermittelten Bedarf orientieren (☞ 3.2.1).

▶ Zuschussmöglichkeiten bezüglich der Fortbildungskosten bei der Stadt oder beim zuständigen Ministerium erfragen und fristgerecht beantragen.

▶ Ein festes Budget für die einzelnen Bereiche festlegen und einen jeweils dafür zuständigen Mitarbeiter benennen.

▶ Budgetbedingungen schriftlich festlegen und mit dem jeweiligen Mitarbeiter im Detail besprechen,
  – wann und mit wem Rücksprache genommen werden muss
  – welche Anschaffungen notwendig sind
  – welche Anschaffungen das Haus plant
  – welche Kooperationen mit anderen Dienstleistern bestehen, wie z. B. Fortbildungsinstitutionen

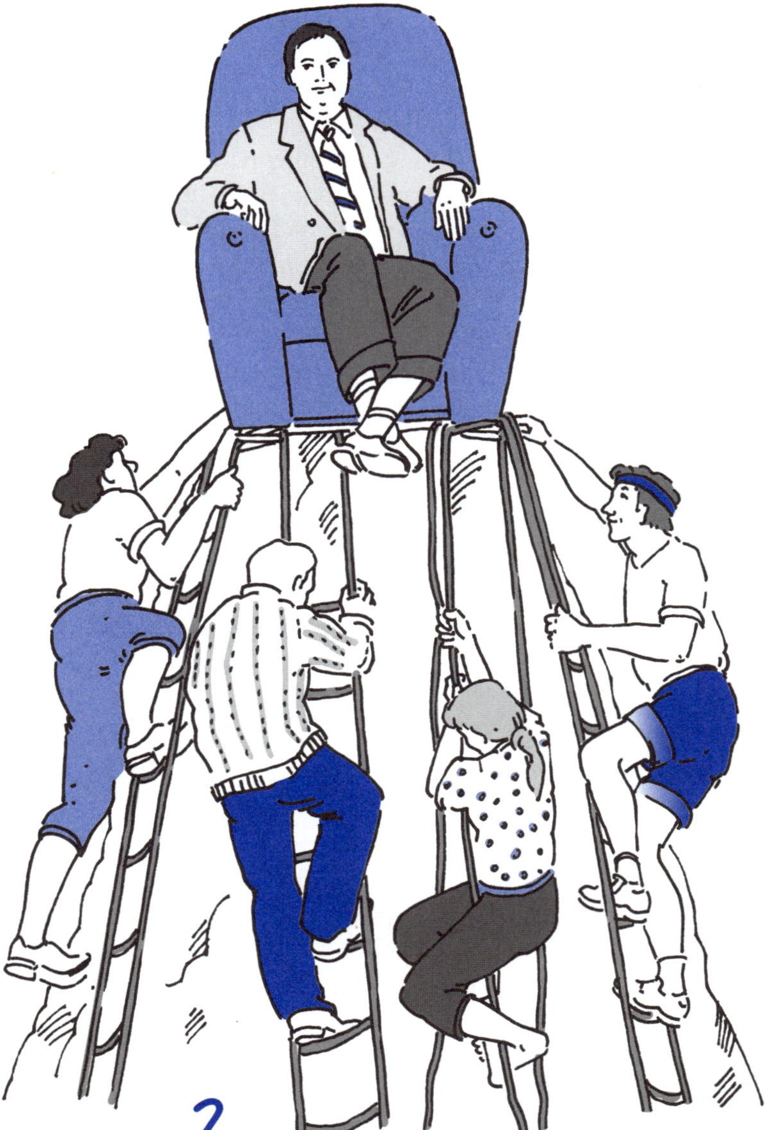

2

Herausforderungen an die Mitarbeiterführung

Gruppen und Teams erlangen in Einrichtungen des Gesundheitswesens immer mehr an Bedeutung: Stationäre und ambulante Pflege- und Versorgungseinrichtungen müssen mehr denn je in der Lage sein, sowohl auf Kundenanforderungen als auch auf gesetzliche Bestimmungen **flexibel, schnell** und **wirkungsvoll** zu reagieren. Die damit einhergehenden Veränderungen müssen in die Praxis umgesetzt werden und stellen Führungskräfte und Mitarbeiter vor große Herausforderungen. Diese können nur bewältigt werden, wenn sowohl Führungskräfte und Mitarbeiter als auch die Mitarbeiter untereinander konstruktiv und effizient als echtes Team zusammenarbeiten. Dies bezieht sich auch auf die Kooperation der einzelnen Teams innerhalb der Gesamteinrichtung.

Die Wettbewerbsfähigkeit der Einrichtungen hängt zunehmend von der Art und Weise der Zusammenarbeit zwischen Führungskräften und Mitarbeitern sowie Mitarbeitern untereinander ab.

2.1 Unternehmenskultur und Führungsverständnis

Die Unternehmenskultur, oft auch Unternehmensphilosophie genannt, umfasst die individuellen Werte, Ziele, Normen und Prinzipien einer Einrichtung, die als Identität, Strategie und Politik die Organisation durchdringen und prägen. Die Unternehmenskultur stellt also für alle Zielsetzungen und Handlungen die oberste **Handlungsrichtlinie** dar und beeinflusst nicht nur ideelle Werte, sondern auch sachliche Entscheidungen.
Unternehmensphilosophie und Führungsverständnis sind eng miteinander verbunden, prägen doch gerade Wertvorstellungen den Umgang mit Mitarbeitern und nehmen demzufolge auch erheblichen Einfluss auf das **Führungsverhalten** von Leitungskräften.

Der Führungskraft gleichgestellt

Das Führungsverhalten muss den Werten der Teamarbeit entsprechen, soll diese erfolgreich verlaufen. Dies bedeutet, dass Mitarbeiter stärker in Entscheidungs- und Handlungsprozesse einbezogen werden müssen und nicht „Untergebene“ sind, sondern der Führungskraft bis auf wenige Ausnahmen gleichgestellt sind. Dieser Grundgedanke der Teamarbeit sollte im Vorfeld zur Einführung von Teamarbeit berücksichtigt werden. Es ist zu prüfen, ob die Führungskräfte der Einrichtung einen Führungsstil praktizieren, der dem Grundgedanken und den sich aus ihm ergebenden Anforderungen gerecht wird. Für stark **hierarchisch** gegliederte Einrichtungen, die regelmäßig eher einen autoritären statt demokratischen Führungsstil aufweisen, stellt sich diesbezüglich in der Praxis häufig ein Problem. Hier erwartet die übergeordnete Führung von der Teamleitung oftmals eine direkte, strikte und auf Kontrolle angelegte Vorgehensweise, während sich die Teammitglieder eher ein **kooperatives Verhalten** von „ihrem“ Teamleiter wünschen, was für die Potenzialentfaltung des Teams auch grundsätzlich gewährleistet sein muss.

Die Qualität professioneller Interaktion und damit die Qualität der Kommunikation und der Möglichkeiten zur Konfliktbearbeitung werden zu zentralen **Erfolgsfaktoren** in einem Unternehmen.

Rollenverschiebung und Machtverlust

Die Zusammenarbeit als Team verändert die Rolle des mittleren und oberen Managements sowie die Rolle der Mitarbeiter: Mit fortschreitender Teamentwicklung übernehmen die Mitarbeiter zunehmend mehr Verantwortung, wodurch die Abgabe dieser zentralen Verantwortung von den Führungskräften erforderlich wird. Die Führungskraft muss somit die Rolle des **„Machthabenden“** verlassen und statt dessen seinen Mitarbeitern zunehmend als „Berater“ zur Seite stehen. Gleichzeitig müssen Mitarbeiter dahin geführt werden, dass sie ihre Rolle als **„Ausführende"** verlassen und statt dessen Verantwortung übernehmen und Eigeninitiative entwickeln. Die zentrale Machtposition von Führungskräften wird durch die Einführung der Teamarbeit schrittweise abgebaut. Der damit herbeigeführte Rollenwechsel muss von den Führungskräften und den Mitarbeitern gleichermaßen vollzogen werden.

Neben **fachlicher** Kompetenz erfordert dieser Prozess auf beiden Seiten vor allem **soziale** Kompetenz. Gerade bei weitreichenden Neuerungen, wie beispielsweise die Einführung der Teamarbeit, ist die Art und Weise des sozialen Umgangs und der Zusammenarbeit ausschlaggebend für den erfolgreichen Verlauf von Veränderungsprozessen. Dementsprechend groß ist die Bedeutung der sozialen Kompetenz von Führungskräften und Mitarbeitern in einem Unternehmen, dass Teamarbeit einführen will. Die soziale Kompetenz sollte gerade im Rahmen der Teamentwicklung regelmäßig durch geeignete Maßnahmen gefördert werden (☞ 5.3).

Tipps für die Praxis

Bereits vor Einführung der Teamarbeit mit allen Beteiligten thematisieren,

- wie die Einführung der Teamarbeit im Unternehmen umgesetzt werden soll
- welche Erwartungen diesbezüglich an sie gestellt werden
- welche Unterstützung sie erhalten
- welche Vor- und Nachteile damit für sie verbunden sind
- wie sich der Rollenwechsel auf sie auswirken wird und welche Veränderungen im Aufgabengebiet damit verbunden sind.

2.2 Eingriffe in die Aufbau- und Ablauforganisation

Die Einführung von Teamarbeit konfrontiert eine Einrichtung sowohl mit Veränderungen in der Arbeitsaufbauorganisation als auch in der Arbeitsablauforganisation. Dementsprechend ist es wichtig, dass die Einführung der Teamarbeit nicht nur von Einzelpersonen befürwortet und vorangetrieben, sondern von der Gesamtheit der

Einrichtung und auf allen **Führungsebenen** gleichermaßen getragen wird.

Ressource Mensch

Der **Wertewandel** in der Gesellschaft hat dazu beigetragen, dass Pflege nicht länger „warm, satt und sauber" bedeutet, sondern dass Aspekte wie Kundenorientierung, Mitspracherecht, Selbstbestimmung und aktivierende Pflege die Konzeption der Einrichtungen in den letzten Jahren maßgeblich geprägt haben. Die dahinter stehende Wertvorstellung der **Autonomie** und **Selbstbestimmung** von Individuen hat sich auch in anderen Bereichen vollzogen. Zudem haben die wachsenden schulischen und beruflichen Bildungsmöglichkeiten hier Einfluss genommen:
Diente früher die Erwerbstätigkeit hauptsächlich der existenziellen Absicherung, bedeutet sie für viele Menschen unabhängig von ihrer Position oder der Hierarchieebene, auf der sie angesiedelt sind, sehr viel mehr. Neben der existenziellen Absicherung wird an den Arbeitsplatz vermehrt der Anspruch nach sinnvollen und befriedigenden Tätigkeiten gestellt. Organisationsstrukturen mit stark arbeitsteiligen und sinnentleerten Tätigkeiten und einem damit übereinstimmenden **Führungssystem** können diesen Ansprüchen nicht länger gerecht werden und haben Folgen, wie z. B. Demotivation, mangelndes Verantwortungsgefühl und hohe Fluktuation bei den Mitarbeitern. Berücksichtigt werden muss an dieser Stelle auch, dass sich diese Folgen direkt auf die Arbeitsqualität und damit auch auf die Kundenzufriedenheit negativ auswirken.
In der Vergangenheit hat sich gezeigt, dass es sich keine Einrichtung auf Dauer leisten kann, diese negativen Auswirkungen in Kauf zu nehmen und die Organisationsstrukturen nicht der gesellschaftlichen Entwicklung anzugleichen.
Gerade in der heutigen Zeit stehen im Gesundheitswesen wirtschaftliche Faktoren zunehmend im Vordergrund. Deshalb gerät der „Faktor Mensch" als **Hauptressource** und gleichzeitig **Hauptkostenfaktor** einer Einrichtung immer mehr in den Blickpunkt der Betrachtungen. Will eine Einrichtung die Ressource „Mitarbeiter" op-

timal für sich nutzen, muss sie Strukturen und Arbeitsbedingungen schaffen, die den Ansprüchen der Mitarbeiter gerecht werden. Dafür müssen sich Einrichtungen einerseits von veralteten Führungssystemen und -strukturen verabschieden und andererseits systematisch innovative Formen der Zusammenarbeit entwickeln.

Komplexe Arbeitsprozesse und Aufgabengebiete in die Verantwortung von Teams zu stellen, ist kein „Führungstrend“ und kein „Schlagwort“, sondern entspricht dem heutigen Entwicklungsstand unserer Gesellschaft.

Dezentralisierung und Selbstregulierung

Teamarbeit kann nur erfolgreich sein, wenn sich die Organisationsstrukturen den Erfordernissen der Teamarbeit anpassen. Demnach müssen Einrichtungen mit Hilfe der Prinzipien „Dezentralisierung“ und „Selbstregulierung“ kundenorientierte Organisationskonzepte entwickeln, deren Abläufe möglichst komplette **Prozessketten** bzw. Prozessabläufe erfassen, um auf Anforderungen von außen schnell, flexibel und kostengünstig reagieren zu können. Der Unterschied zur „normalerweise“ verbreiteten Aufbau- und Ablaufgestaltung besteht darin, dass die anfallenden planenden, ausführenden und kontrollierenden Arbeiten nicht mehr arbeitsteilig und auch nicht funktionsteilig ausgeführt und zentral gesteuert werden, sondern von den beteiligten Mitarbeitern im Rahmen des Teams möglichst ganzheitlich, selbstständig und flexibel bewältigt werden (☞ Abb. 4).
Die Dezentralisierung im Rahmen der Teamarbeit muss nicht zwangsläufig, wie oft befürchtet, zu einer Ausdünnung oder Abschaffung der **mittleren Managementebene** (Stationsleitungen) führen, sondern verändert die Rolle und das Aufgabengebiet dieser Führungskräfte.
Abgesehen davon, dass sich in jeder Gruppe eine natürliche **Rollendifferenzierung** ergibt, in deren Verlauf sich informelle Führungs- und Machtpositionen herausbilden, erfordert das Team die Erfül-

lung der **Koordinationsfunktion.** Koordination bedeutet in diesem Fall die Abstimmung der anfallenden Aufgaben und Tätigkeiten zur Erreichung der Sach- und Gruppenziele. Die Koordinationsfunktion fällt zu Beginn der Teamentwicklung fast ausschließlich dem formal eingesetzten Teamleiter zu, was zunächst eher an einen klassisch hierarchischen Aufbau statt an eine dezentrale Arbeitsform wie die Teamarbeit erinnert. Im Vordergrund steht jedoch die Berücksichtigung der **Teamreife** zu dem jeweiligen Zeitpunkt. Im Rahmen der Teamentwicklung muss die Leitung ihr eigenes Führungsverhalten situativ dem Entwicklungsstand des Teams anpassen. Zu Beginn der Teamarbeit weisen die Teams regelmäßig einen noch eher geringen Reifegrad auf, weshalb es ihnen noch nicht möglich ist, Gesamtverantwortung zu übernehmen. Aus diesem Grund muss stellvertretend für das Team die Koordinationsfunktion vorerst hierarchisch vom Teamleiter übernommen werden.

Die **„Entmachtung"** des Leiters ist im Rahmen der Teamarbeit jedoch schon von Beginn an fest vorgesehen und mit zunehmender Teamreife wird die Koordinationsfunktion aus dem alleinigen Verantwortungsbereich des Teamleiters allmählich in den Verantwortungsbereich der Gesamtgruppe überführt. Die von Führungskräften in diesem Zusammenhang oftmals formulierte Angst, dass im Rahmen der Selbstregulierung jeder machen könne, was er wolle, ist unbegründet und falsch. Selbstverständlich werden zwischen Team und nächst höherer Ebene konkrete Vereinbarungen bezüglich des Handlungsspielraums und der **Zielsetzung** getroffen (☞ 2.3).

Teilweise muss die Leitung des Teams auch bei der Einführung von Teamarbeit formal nachgewiesen werden. Dies ist auf gesetzliche Bestimmungen zurückzuführen. Zu betonen ist allerdings, dass diese Leitungsfunktion eine rein formale Bedeutung im Rahmen der Teamarbeit einnimmt und sich langfristig nicht auf die selbstregulierende und autonome Arbeitsweise innerhalb des Gesamtteams auswirken darf.

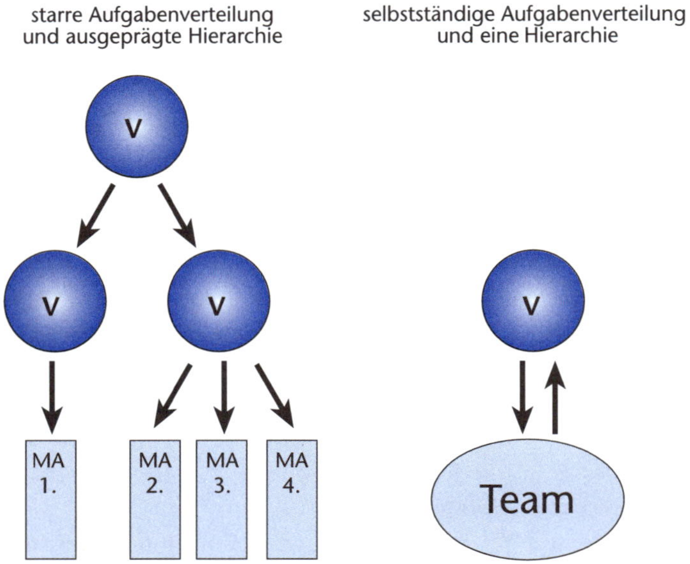

Abb. 4: Aufgabenverteilung zwischen Vorgesetzten (V) und Mitarbeitern (MA) bei ausgeprägter und flacher Hierarchie

2.3 Führen nach Zielen – Management by objectives

Das Managementkonzept „MBO = Management by objectives" wurde bereits in den 60er Jahren in den USA entwickelt und entspricht dem uns bekannten Konzept „Führen nach Zielen". Seit Beginn der 80er Jahre wird Führen nach Zielen auch bei uns als Führungsinstrument eingesetzt, bezog sich jedoch in seinen Anfängen fast ausschließlich auf die höheren Führungsebenen. Seit Anfang der 90er Jahre wird jedoch das Führen nach Zielen zunehmend auch für das mittlere Management und für Basismitarbeiter eingesetzt.

Selbstregulierung

Dieses Führungskonzept kann für das Management einer Einrichtung ein effektives und flexibles Führungs- und Steuerungsinstrument im Rahmen einer angestrebten Selbstregulierung von Mitarbeitern und Teams darstellen. Es bietet den Mitarbeitern die Möglichkeit, sich aktiv an der Zieldefinition und –überprüfung zu beteiligen und den Arbeitsbereich selbstständig und eigenverantwortlich zu gestalten. Wie hoch allerdings die Einflussnahme durch die Mitarbeiter in der Praxis tatsächlich ist, hängt von dem Führungsverständnis und dem damit übereinstimmenden **Zielvereinbarungskonzept** (☞ 2.3.2) ab.

Ziele und Aufgaben

Fallbeispiel

Frau Strobl ist Pflegedienstleitung einer stationären Einrichtung und führt ein Zielvereinbarungsgespräch mit der Teamleitung Frau Müller. Laut Stellenbeschreibung obliegt die Verantwortung für die Dienstplangestaltung der Teamleitung. Frau Müller hat erst vor drei Monaten die Teamleitung übernommen. Ihr Vorgänger hat ihr einen Wohnbereich mit insgesamt 537 Überstunden übergeben.

Frau Müller und Frau Strobl haben im Gespräch gemeinsam vereinbart, dass die Überstunden innerhalb eines Jahres auf insgesamt 300 Stunden zu reduzieren sind. Dies ist ihr gemeinsam definiertes Ziel.

Im Zusammenhang mit Zielvereinbarungen wird zwischen Aufgaben und Zielen unterschieden. Unter Aufgaben versteht man die zumeist routinemäßig anfallenden Arbeiten eines Mitarbeiters bezogen auf eine bestimmte Position. Im Fallbeispiel hat Frau Müller die in der Stellenbeschreibung dokumentierte **Aufgabe** der Dienstplangestaltung. Demgegenüber wird unter dem Begriff „Ziel" ein bestimmter Zustand verstanden, der in der Zukunft im Rahmen der Aufgabenerfüllung erreicht werden soll. Beispielsweise soll im Fallbeispiel Frau Müller nicht nur die Dienstplangestaltung übernehmen, sondern neben der **Aufgabenerfüllung** noch das **Ziel** erreichen, die Überstunden aller Mitarbeiter von 537 auf 300 zu reduzieren. Dabei muss der Zeitraum der Zielerreichung festgelegt werden, beispielsweise die Reduzierung dieser Überstunden innerhalb von 12 Monaten.

2.3.1 Zielhierarchie und Zielkonflikte

Neben der Personen- oder Aufgabenhierarchie besteht beim Führen nach Zielen eine Zielhierarchie (☞ Abb. 5). Das bedeutet, dass die

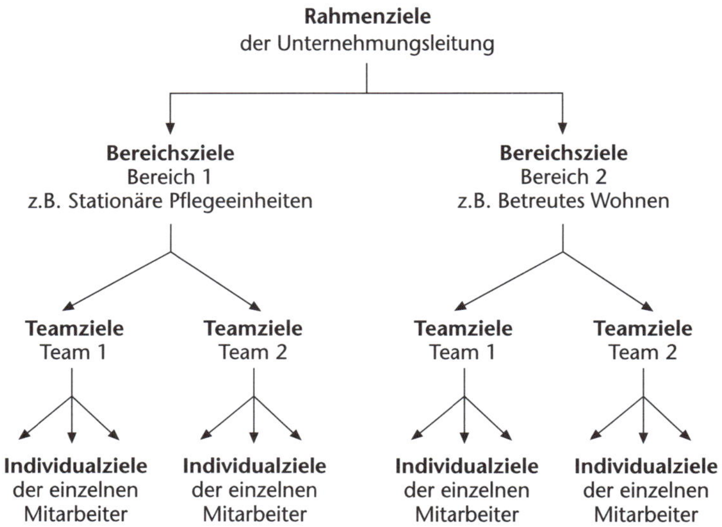

Abb. 5: Die Zielhierarchie im Rahmen des Managementkonzepts von „Führen nach Zielen"

Unternehmensleitung Rahmenziele entwickelt und vorgibt, die sich aus ihrer strategischen Planung ergeben. Diese Rahmenziele werden auf die nachfolgenden Bereichs-, Team- und Individualziele heruntergebrochen. Dementsprechend ergibt sich auch, dass der **Detaillierungsgrad** der Ziele von oben nach unten zunimmt. Die Individualziele weisen den höchsten Grad der Operationalisierung auf und stellen eine direkte Handlungsorientierung für den einzelnen Mitarbeiter dar.

Im Rahmen der Teamarbeit müssen nicht zwangsläufig aus den Teamzielen individuelle Teilziele abgeleitet werden. Denkbar sind auch Zielvereinbarungen auf der Hierarchieebene eines Teams.

In der Praxis ist die dargestellte Zielhierarchie zwar ausschlaggebend, jedoch können sich unterschiedliche Formen des „Herunterbrechens" ausbilden. Im Rahmen der Team-Arbeitsform können beispielsweise Teamziele entwickelt werden, ohne dass daraus zwangsläufig Individualziele für die einzelnen Mitarbeiter abgeleitet werden müssen. Grundsätzlich ist auch eine Mischung aus **Individual- und Teamzielen** möglich. Dies gilt besonders, wenn zum Beispiel einzelne Mitarbeiter Spezialaufgaben übernommen haben. In diesem Fall kann ergänzend zu den Teamzielen eine individuelle Zielsetzung für beide Seiten durchaus sinnvoll sein.

Grundsätzlich gilt, dass sich die Zielebenen im Einklang befinden müssen und keine Gegensätze aufweisen dürfen. Dies bedeutet, dass die Individualziele einzelner Mitarbeiter sich nicht im Widerspruch zu den Teamzielen befinden dürfen, die Teamziele nicht im Widerspruch zu den **Bereichsziele** und diese nicht im Widerspruch zu den **Rahmenzielen** stehen dürfen. Das Auftreten solcher Widersprüche bezeichnet man als Zielkonflikt. Sind Zielkonflikte vorhanden, gefährden sie die **Einrichtungsziele,** da die jeweils untergeordnete Zielsetzung zur Erreichung und Sicherstellung der nächst höheren Zielebene dient.

Tipps für die Praxis

- Bereits vor Einführungsbeginn einplanen, dass alle Beteiligten im Rahmen einer Informationsveranstaltung über das Zielvereinbarungsverfahren informiert werden.
- Ermöglichen, dass die Führungskräfte eine Fortbildung zum Thema „Führen nach Zielen" erhalten und bei der Entwicklung eines Zielsystems möglichst von einer Beratungsfirma unterstützt werden.
- Berücksichtigen, dass die Zielebenen innerhalb der Gesamteinrichtung einheitlich gestaltet werden.
- Sicherstellen, dass die Zielhierarchie allen Beteiligten bekannt und für alle eindeutig nachvollziehbar ist.
- Hinweise auf Zielkonflikte jederzeit ernst nehmen und klären.
- Überprüfen, ob Mitarbeiter erkennen, wie sie zur Erreichung der übergeordneten Zielsetzung beitragen (☞ 2.3.2).
- Darauf achten, dass sich die festgelegten Ziele direkt aus der übergeordneten Zielsetzung ableiten.

2

2.3.2 Zielvereinbarungen treffen

Nach der Ausprägung der Mitarbeiterbeteiligung wird generell zwischen Zielvorgaben und Zielvereinbarungen unterschieden. Von **Zielvorgaben** spricht man, wenn die Führungskraft ohne Beteiligung der Mitarbeiter Ziele aufstellt und sie den Mitarbeitern verbindlich vorgibt. Dagegen spricht man von **Zielvereinbarungen,** wenn im Rahmen von Mitarbeitergesprächen zwischen dem Vorgesetzten und dem Mitarbeiter oder dem Team gemeinsame Abmachungen über angestrebte Ziele getroffen werden. Doch auch bei den Zielvereinbarungen gibt es unterschiedliche Formen und Ausprägungen hinsichtlich der Beteiligung und des Mitspracherechts von Mitarbeitern. Dementsprechend vielschichtig lassen sich Zielvereinbarungskonzepte in der Praxis gestalten.

Vorteile der Zieldiskussion

In den **Zielvereinbarungsgesprächen** haben Mitarbeiter und Führungskräfte nicht nur die Möglichkeit, Ziele zu definieren. Vielmehr ergeben sich durch die gemeinsame Diskussion über Ziele noch weitere Vorteile für Führungskräfte und Teams:

- Es entsteht Transparenz und Klarheit über die Zielsetzungen der Einrichtung.
- Die Handlungen können zielorientiert geplant und durchgeführt werden.
- Leistungen können besser nachvollzogen und beurteilt werden.
- Die Kooperation wird gefördert.
- Führungskräfte und Teammitglieder begegnen sich gleichberechtigt.
- Mitarbeiter können eigene Zielvorstellungen einbringen oder die Zielvorstellungen von Vorgesetzten beeinflussen.
- Die Kommunikation zwischen den Beteiligten wird gefördert.
- Erfolgserlebnisse werden sichtbar gemacht.
- Kompetenzen werden erweitert und können gezielt gefördert werden.
- Klassische Leistungsbeurteilungen entfallen teilweise.
- Führungskräfte werden entlastet.

- Führungskräfte müssen die Verantwortung nicht allein tragen, sondern teilen diese mit den Mitarbeitern.

Grundsatzregeln

Ähnlich wie bei der **Pflegeplanung** werden auch im Rahmen von Zielvereinbarungen bestimmte Anforderungen hinsichtlich der Zielformulierung gestellt:

- Alle Ziele müssen für die Mitarbeiter transparent und nachvollziehbar sein.
- Ziele müssen klar und eindeutig formuliert werden.
- Ziele müssen überprüfbar sein (qualitativ oder quantitativ).
- Ziele müssen im Zusammenhang mit dem Team stehen (relevant sein).
- Ziele müssen erreichbar und realistisch sein.
- Die Kriterien zur Überprüfung des Zielereichungsgrades müssen den Mitarbeitern vom Beginn an bekannt sein.
- Ziele müssen zeitlich untergliedert sein (Zeitrahmen).
- Ziele sollten Einflussfaktoren berücksichtigen.
- Ziele sollten dem Entwicklungsstand und dem Potenzial des Teams angemessen sein.
- Die Teammitglieder müssen sich mit den Zielen identifizieren können.
- Es dürfen keine Zielkonflikte bestehen.
- Die Rahmenbedingungen zur Zielerreichung müssen geklärt sein.

Können diese Grundvoraussetzungen nicht gewährleistet werden, wirkt sich dies negativ auf das Unternehmen und die Mitarbeiter aus. Beispielsweise führen unklare Zielformulierungen dazu, dass den Mitarbeitern die konkrete **Handlungsrichtlinie** fehlt, die ungenauen Ziele nicht erreicht werden können und der Grad der Zielerreichung nur schwer überprüfbar ist. Werden Zielvereinbarungen auch als Grundlage für die Leistungsbeurteilung genommen, wirken sich unklare oder unrealistische Zielsetzungen auf die Leistungsbeurteilung regelmäßig negativ für den Mitarbeiter aus, da unklare oder unrealistische Ziele nur selten erreicht werden können.

2

Zielarten

Die im Rahmen der Zielhierarchie abzuleitenden Team- und Individualziele lassen sich in unterschiedliche Zielarten einteilen. Die Definition der Zielarten erleichtert sowohl die Entwicklung und Festlegung von Zielen als auch die Überprüfung des Zielerreichungsgrades. Jede Einrichtung kann eigene organisationsspezifische Zielarten definieren. Beispielsweise könnten die Zielarten in Qualitätsziele, Kundenorientierungsziele, Organisationsziele, Ziele im Bereich des wirtschaftlichen Handelns oder Kooperationsziele aufgeteilt werden. Diese Zielarten können zudem noch jeweils in **Verhaltens- und Leistungsziele** (V- und L-Ziele) untergliedert werden. Beispielsweise ist die Reduzierung der Überstunden eine Leistungsvorgabe und die Verbesserung des persönlichen Führungsverhaltens eine Verhaltensvorgabe. Die Tabelle 3 stellt weitere Einteilungsmöglichkeiten vor.

	Basis- oder Beitragsziele	Innovationsziele	Führungsziele
Definition:	Hierbei handelt es sich um Ziele, die im Rahmen der Aufgabenerfüllung erreicht werden sollen und meist das Routinegeschäft betreffen.	Diese Ziele gehen über den gewohnten Rahmen hinaus und beschreiben zukünftige Verbesserungen.	Sie beschreiben die kontinuierliche Weiterentwicklung des Führungsverhaltens oder beziehen sich auf führungsspezifische Zielsetzungen in unterschiedlichen Bereichen.
Beispiele:	durchgängige Anwendung der Risiko-Skalen, z.B. Norton-Skala, von allen zuständigen Mitarbeiten (L-Ziel)	Entwicklung eines Pflegevisitenkonzeptes für den stationären Pflegebereich (L-Ziel)	vermehrte Einbindung von Mitarbeitern in Entscheidungsprozesse (V-Ziel)

	Basis- oder Beitragsziele	Innovationsziele	Führungsziele
Beispiele:	Optimierung der Dienstplangestaltung hinsichtlich der Planung von Fachkräften im Rahmen der Bezugspflege (L-Ziel)	Umsetzung des Konzepts auf Wohnbereich A und B (L-Ziel)	Reduzierung der Übergabezeit von 1,25 h auf 45 Minuten; ohne Qualitätsverlust (L-Ziel) Senkung der Verpflegungskosten um 4,5 % (L-Ziel)
Zeitrahmen	sechs Monate	acht Monate	12 Monate

Tab. 3: Darstellung der Zielarten mit einer Unterteilung in Leistungs- und Verhaltensziele

Zielvereinbarungsgespräch

Im Rahmen von Zielvereinbarungen findet ein Gespräch zwischen Mitarbeitern und Vorgesetzten statt. Dieses regelmäßige Gespräch dient ausschließlich dem Zweck der Zielvereinbarung und wird eigens dafür angesetzt. Neben der Festlegung der Zielsetzung dient das Gespräch auch dazu, die Kriterien zur **Beurteilung** des Zielerreichungsgrads zu definieren. Die Grundvoraussetzung bei der Beteiligung von Mitarbeitern im Rahmen von Zielvereinbarungen ist, dass die von der Einrichtung festgelegten Rahmenziele allen Mitarbeitern und Teams bekannt sind. Nur durch diese **Transparenz** sind die Mitarbeiter in der Lage, Ziele zu entwickeln, die sich im Einklang mit den Rahmenzielen befinden, und zu deren Erreichung beizutragen. Diesbezüglich ist es unerlässlich, dass die Leitung sich einen realen Überblick verschaffen muss, inwieweit den Mitarbeitern die Rahmenziele tatsächlich bekannt sind und gleichermaßen verstanden werden. Zudem müssen die Mitarbeiter in der Lage sein, die Auswirkungen der Rahmenzielsetzung auf ihr eigenes Handeln einzuschätzen.

Folgende Formen von Zielvereinbarungsgesprächen sind möglich:

- **Zielvorgabegespräche ohne Mitarbeiterbeteiligung:** Die Führungskraft gibt bei dieser Form der Zielvereinbarung die zu erreichenden Ziele vor, die sich aus der Zielhierarchie ergeben und deren Umsetzung sicherstellen soll (☞ 2.3.1.). Die Mitarbeiter oder das Team werden über die Zielsetzung lediglich informiert und nicht bei der Zielentwicklung beteiligt. Dennoch haben die Mitarbeiter die Möglichkeit zur Stellungnahme und können beispielsweise Vorschläge zur Art und Weise der Zielerreichung machen. Es bleibt jedoch dabei, dass sie keine Einflussmöglichkeit auf die Festlegung der eigentlichen Zielsetzung haben.
- **Zielvereinbarungsgespräche mit Mitarbeiterbeteiligung:** Eine Möglichkeit besteht darin, dass die Mitarbeiter ihre Ziele selbst entwickeln. Diese Ziele werden dann gemeinsam mit der Führungskraft erörtert und gegebenenfalls korrigiert. Obwohl die Führungskraft hierbei eindeutig ein Genehmigungsrecht besitzt, werden die Ziele gemeinsam ausgehandelt, wobei die Verhandlungsbasis die selbst entwickelten Ziele der Mitarbeiter sind.
- **Unabhängige Zielentwicklung:** Eine andere Möglichkeit besteht darin, dass beide Parteien, also sowohl Führungskräfte als auch Mitarbeiter, völlig unabhängig voneinander eigene Zielvorstellungen entwickeln und diese in einem gemeinsamen Zielvereinbarungsgespräch verhandeln und aufeinander abstimmen. Im Vordergrund steht auch hier wieder die partnerschaftliche Vorgehensweise zwischen Mitarbeitern und Vorgesetzten. Es kann hierbei sowohl über die Zielsetzung selbst, über die Art und Weise der Zielerreichung als auch über die Kontrollkriterien verhandelt werden.

Um die Zielerreichung bewerten zu können, müssen bereits im Zielvereinbarungsgespräch Kriterien zur Messung der Zielerreichung festgelegt werden.

Orientierungsphase

Die ersten Zielvereinbarungen mit einem neuen Team oder einem neuen Mitarbeiter müssen schon in der Orientierungsphase getroffen werden (☞ Kap. 4). In dieser Anfangsphase der Teamentwicklung findet das erste **Kennenlernen** statt, Aufgaben werden definiert und zugeordnet und es werden, je nach Konzept, gemeinsam Ziele entwickelt oder vorgegeben, die das Team erreichen soll. Nur wenn die Teamziele auch allen Mitgliedern hinreichend bekannt sind, kann das Team diese erreichen. Mit der Zielvereinbarung wird somit der Grundstein für den Erfolg des Teams gelegt. Zudem kann das Team durch die regelmäßige Überprüfung der Ziele seine Leistung besser einschätzen und beurteilen.
Um zu überprüfen, ob alle Mitarbeiter die Teamzielsetzung und die eigenen Individualziele tatsächlich einheitlich verstanden und verinnerlicht haben, eignet sich die Übung in Tabelle 4.

Anwendung	besonders in der Anfangszeit anzuwenden
Ziel	• Überprüfung des individuellen Kenntnisstands bezüglich der übergeordneten Rahmenzielsetzung • Überprüfung des individuellen Kenntnisstands bezüglich der Team- und Individualziele • Zielkonflikte identifizieren • Aufspüren von Widerständen und Unklarheiten
Teilnehmer	alle Teammitglieder
Arbeitsauftrag	in Einzelarbeit das vorbereitete Arbeitsblatt (☞ Tab. 5) ausfüllen Dauer: ca. 25 Minuten
Hinweise an die Teilnehmer	• vor der Übung das Team darüber informieren, dass alle Ergebnisse vom Teamleiter eingesammelt und überprüft werden • Teilnehmer über den Zweck der Übung und die Art der Durchführung informieren

2

Auswertung	Die Auswertung erfolgt separat: Die Teamleitung sammelt alle Ergebnisse ein und vergleicht die Aussagen mit den getroffenen Zielvereinbarungen des Teams bzw. der Mitarbeiter. Sind Widersprüche zu erkennen, müssen diese in einem weiteren kurzen Gespräch abgeklärt werden. • Formblatt verwenden • nicht im Plenum auswerten; vorerst Einzelarbeit des Leiters <u>Dauer:</u> je nach Anzahl der Teammitglieder und der Nachfolgegespräche unterschiedlich
Feedback	kurze Befindlichkeitsrunde bereits zum Abschluss der Durchführungsphase <u>Dauer:</u> durchschnittlich ca. fünf bis zehn Minuten pro Team

Tab. 4: Übung Teamziele

Name Mitarbeiter: ....
Station: ....
Zielvereinbarung vom: .... (Datum)
Übung am: .... (Datum der Übung)
Name Übungsleiter bzw. Vorgesetzter: .... (Überprüft auch)

Bearbeiten Sie bitte folgende Fragen:

Frage 1: Welche Rahmenziele sind für die Ziele Ihres Teams bedeutsam und richtungsweisend? Aus welchen Rahmenzielen lassen sich Ihre Teamziele ableiten?

Frage 2: Welches sind die vereinbarten Teamziele?

Frage 3: Sind die Rahmenbedingungen für die Umsetzung festgelegt worden? Welche sind das?

Frage 4: Haben Sie Individualziele vereinbart? Wenn ja, welche sind das?

Frage 5: Inwieweit beeinflusst Ihre eigene Zielsetzung die anderen Teammitglieder?

Frage 6: Besteht von Ihrer Seite noch Klärungsbedarf (genauere Absprache sinnvoll)?

Mit der Vereinbarung abgeglichen am: .... (Datum)
Besonderheiten:..
Klärung durch: .... (z. B. erneutes Gespräch) am: ....
(Gesprächsprotokoll anfertigen)

Tab. 5: Formblatt zur Übung Teamziele

Tipps für die Praxis

- Zu Einführungsbeginn des „Führen nach Zielen“ den Teammitgliedern Hilfestellung bei der Erarbeitung von Zielen geben.
- Mitarbeiter neigen dazu, sich überhöhte und unrealistische Ziele zu setzen. Deshalb nicht nur über den „Eifer“ freuen, sondern in diesem Fall die Mitarbeiter „bremsen“ und dadurch vor Frustration bewahren.
- Zwischen den einzelnen Fragen auf dem Formblatt ausreichend Platz für die Beantwortung lassen und die Überprüfung auf der Rückseite dokumentieren.

2.3.3 Zielerreichung überprüfen

Nach Ablauf des im Zielvereinbarungsgesprächs getroffenen Zeitraums (Zielperiode) findet ein erneutes Gespräch statt. Im Rahmen dieses Gesprächs überprüfen Führungskräfte und Mitarbeiter gemeinsam den Grad der Zielerreichung, legen eventuelle Veränderungen fest und vereinbaren neue Ziele. Dieser **SOLL/IST-Vergleich** findet regelmäßig in einem Abstand von einem Jahr statt.
Es sollte jedoch berücksichtigt werden, dass auch kurzfristiger zu erreichende Ziele angemessen überprüft werden sollten. Ebenso sollten Führungskräfte und Mitarbeiter die Möglichkeit nutzen, erkennbare Abweichungen oder sich ändernde Rahmenbedingungen bereits vor dem Überprüfungstermin gemeinsam zu diskutieren. Nur durch solche **Korrekturgespräche** können frühzeitig gegensteuernde Maßnahmen eingeleitet werden.
Die Überprüfungskriterien zur Zielerreichung können sowohl **qualitativ** als auch **quantitativ** sein, wobei festzuhalten ist, dass beide Überprüfungsverfahren gleichermaßen Vor- und Nachteile aufweisen.

■ Überprüfungsverfahren

Die Überprüfung der Zielerreichung anhand von sogenannten **Kennzahlen**, wie beispielsweise Messergebnisse oder Daten, wird als **quantitatives** Überprüfungsverfahren bezeichnet. Im klassischen MBO-Konzept ist sogar zwingend vorgeschrieben, dass jedes Ziel so definiert sein muss, dass die Überprüfung quantitativ über Kennzah-

len erfolgen kann. Der Nachteil dabei ist, dass dieses System bei komplexen Inhalten und Verhaltensweisen oder Grundhaltungen von Mitarbeitern wie beispielsweise Kundenorientierung oder Führungsverhalten regelmäßig versagt. Wird die Anzahl der Beschwerden in einem Team als Messgröße (Kennzahl) zur Zielerreichung genommen und das Team erfüllt diese Kennzahl nicht, ist nur sehr schwer nachzuweisen, woran dies liegt und welche Faktoren außerhalb der Einflussmöglichkeiten des Teams dazu geführt haben könnten. Eine weitere Schwierigkeit besteht darin, dass sich bei einigen Zielen nur sehr schwer **Orientierungsgrößen** zuordnen lassen. Anhand welcher Kennzahl kann beispielsweise eine Zielerreichung im Bereich der Teamentwicklung oder der Sozialkompetenz bewertet werden?
In der Praxis führt dieses Problem häufig dazu, dass alles „passend" gemacht wird, also auch Ziele in Kennzahlen gepresst werden, die sich aufgrund ihres Inhalts eigentlich nicht dazu eignen. Um dem Sinn von Zielvereinbarungen jedoch gerecht zu werden, müssten für solche Ziele **qualitative** Verfahren zur Überprüfung des Zielerreichungsgrads herangezogen werden. Generell gilt, dass alle Ziele, deren Erfolg sich nicht in Zahlen ausdrücken lässt, qualitativ bewertet werden müssen. Dies sollte beispielsweise anhand von Beurteilungen durch Vorgesetzte, Kollegen und die betroffenen Mitarbeiter erfolgen. Da gerade klassische Beurteilungsverfahren auf Einzelwahrnehmungen basieren, gestaltet sich auch die qualitative Überprüfung des Zielerreichungsgrads in der Praxis schwierig und beinhaltet generell alle Vorteile und Gefahren, die mit klassischen Beurteilungssystemen durch vorgesetzte Stellen verbunden sind. Eine sinnvolle Beurteilungsalternative im Rahmen der Teamarbeit ist die **360° Beurteilung,** die auch bei der Überprüfung der Zielerreichung herangezogen werden kann (☞ 3.3).

Generell sind **quantitative** Überprüfungsverfahren nur anzuwenden, wenn die Kennzahlen sehr exakt bestimmt werden können und sich eindeutig auf das definierte Ziel beziehen. **Qualitative** Überprüfungsmöglichkeiten werden vorwiegend zur Bewertung des Zielerreichungsgrads bei komplexen Zusammenhängen angewendet.

Überprüfungskriterien

Fallbeispiel

Die Zielsetzung von Frau Müller lautet, die Überstunden von 537 auf 300 zu reduzieren. Frau Müller, die Teamleitung und Frau Strobl, die Pflegedienstleitung, haben sich im Zielvereinbarungsgespräch auf folgende Bewertungskriterien gemeinsam festgelegt:

- *Ziel deutlich unterschritten: bei über 390 verbleibenden Überstunden*
- *Ziel unterschritten: bei 315- 390 verbleibenden Überstunden*
- *Ziel erreicht: bei 300-315 verbleibenden Überstunden*
- *Ziel überschritten: bei 300-250 verbleibenden Überstunden*
- *Ziel deutlich überschritten: bei unter 250 verbleibenden Überstunden.*

Nach Ablauf eines Jahres treffen sich beide zum vereinbarten Zielerreichungsgespräch. Sie stellen fest, dass die Überstunden nicht abgebaut wurden, sondern sogar um 10% auf insgesamt 590 Überstunden gestiegen sind. Damit hat Frau Müller die Zielerreichung eindeutig unterschritten.

Genau wie in dem Fallbeispiel wird bei der Überprüfung des Zielerreichungsgrads eine mehrstufige Bewertungsskala eingesetzt. Dadurch ist eine differenzierte Betrachtungsweise möglich. Die im Fallbeispiel dargestellte **5-stufige-Skala** wird bei quantitativen und qualitativen Auswertungsverfahren gleichermaßen eingesetzt. Bei der quantitativen Auswertung anhand von Kennzahlen fällt die Überprüfung leichter, weil den fünf Bewertungsstufen lediglich Zahlenwerte zugeordnet werden müssen. Bei der qualitativen Auswertung muss im Zielvereinbarungsgespräch festgelegt werden, welche Aspekte, Auswirkungen oder Veränderungen als erfolgreich anzusehen sind und wie die Abweichungen nach oben und nach unten definiert werden. Weil es sich um Ziele handelt, die nicht eindeutig messbar sind, ist dies meist mit einem höheren Aufwand verbunden als bei der Zuordnung von Kennzahlen.

Da in dem Fallbeispiel die Zielsetzung nicht nur deutlich unterschritten wurde, sondern die Überstunden sogar noch angestiegen sind, müssen sich Team- und Pflegedienstleitung gemeinsam auf die

Suche nach der Ursache dieser massiven Zielunterschreitung machen.

2

Einflussfaktoren hinzuziehen

Fallbeispiel

Die Teamleitung Frau Müller macht ihrer Pflegedienstleitung Frau Strobl deutlich, dass unvorhersehbare Veränderungen aufgetreten sind, die dazu beigetragen haben, dass sie die Reduzierung der Überstunden nicht umsetzen konnte. Unter anderem hat ein Mitarbeiter kurzfristig gekündigt und seine Stelle konnte seit nun schon acht Monaten nicht neu besetzt werden. Zudem ist eine Mitarbeiterin in Erziehungsurlaub gegangen und ein anderer Mitarbeiter hat sich wiederholt für längere Zeit krank gemeldet.

Wenn in diesem Fallbeispiel einzig und allein die Zahl der verbleibenden Überstunden für die Bewertung der Zielerreichung ausschlaggebend wäre, hätte die Teamleitung das Ziel eindeutig nicht erreicht und müsste wahrscheinlich mit Konsequenzen rechnen. Doch die Bewertung allein anhand dieser **Kennzahlen** ist in der Praxis schwierig und wird deshalb auch oft angezweifelt.

Eine häufige und schwerwiegende Fehlerquelle bei der Überprüfung des Zielerreichungsgrads ist die **Nichtbeachtung** anderer Einflussfaktoren. Unabhängig von der Auswahl der Ziele oder der Präzision der Zielformulierungen besteht die Gefahr, dass vereinbarte Ziele nicht erreicht werden. Dieses „Versagen" wird in der Praxis häufig den Mitarbeitern oder den Teams angelastet, was allerdings in vielen Fällen nur bedingt zutreffend ist. Nicht berücksichtigt wird meist die Tatsache, dass Mitarbeiter nicht lösgelöst von sämtlichen betrieblichen und gesellschaftlichen Einflussfaktoren ein Ziel erreichen können. Sie werden bei der Zielerreichung somit immer von Faktoren beeinflusst, die außerhalb ihrer direkten Einflussnahme stehen. Zudem sind auch die Einflussfaktoren Veränderungsprozessen unterworfen, weshalb die Berücksichtigung dieser Faktoren zum Zeitpunkt des Zielvereinbarungsgesprächs nicht immer möglich ist.

Bei der Überprüfung des Zielerreichungsgrads darf nicht vergessen werden, dass immer auch **Rahmenbedingungen** die Zielerreichung beeinflussen, was im Ergebnis Berücksichtigung finden sollte.

2

Frühzeitige Zielkorrektur

Um Irrungen und Wirrungen im Verlauf einer Zielperiode zu vermeiden und um kurzfristige Ziele oder wichtige Eckpunkte der Zielerreichung überprüfen zu können, ist es sinnvoll, sogenannte **Zielkorrekturgespräche** einzuführen. Diese sollten beispielsweise quartalsweise durchgeführt werden und ermöglichen eine frühzeitige Gegensteuerung bei bereits eingetretenen oder schon absehbaren Abweichungen und bewahren somit die Mitarbeiter und das Unternehmen vor Schaden. Auch in dem oben genannten Fallbeispiel wäre ein Zielkorrekturgespräch sinnvoll gewesen. In diesem hätten die Pflegedienstleitung und die Stationsleitung bereits während der Zielperiode die Möglichkeit gehabt, die Wahrscheinlichkeit der Zielerreichung zu überprüfen und gemeinsame Korrekturmaßnahmen zu entwickeln.

Tipps für die Praxis

- Sind unterschiedliche Zielperioden vorgesehen, diese auch nach Ablauf des jeweiligen Zeitraums überprüfen.
- Sorgfältig auswählen, welches Überprüfungsverfahren für die jeweilige Zielsetzung geeignet ist.
- Die Überprüfungskriterien gemeinsam mit dem Mitarbeiter definieren.
- Darauf achten, dass auch die zu berücksichtigenden Rahmenbedingungen bereits zum Zeitpunkt der Zielvereinbarung thematisiert werden.
- Durch geplante Korrekturgespräche gerade in der Anfangszeit sicherstellen, dass die Mitarbeiter angemessen bei der Zielerreichung unterstützt werden.
- Sicherstellen, dass alle Gespräche im Rahmen von Zielvereinbarungen auch schriftlich dokumentiert werden.

2.3.4 Musterformulare zur Zielvereinbarung und -überprüfung

Durch die Dokumentation der Zielvereinbarungs- und Zielkontrollgespräche kann der gesamte Zielvereinbarungsprozess schnell und übersichtlich nachvollzogen werden. Im **Zielvereinbarungsgespräch** sollen die Ziele, die zu berücksichtigenden Einflussfaktoren sowie die Überprüfungskriterien der einzelnen Ziele festgehalten werden. Im Rahmen der **Korrektur- oder Zielkontrollgespräche** wird dokumentiert, inwieweit die Ziele erreicht wurden, welche Begründungen für eventuelle Abweichungen bestehen und welche Korrekturmaßnahmen ergriffen werden sollen. Es ist sinnvoll, für beide Gespräche jeweils ein standardisiertes Formblatt zu entwickeln. Die Vorlagen sollten dabei passend auf die Bedürfnisse der Einrichtung zugeschnitten werden. Zudem besteht die Möglichkeit, zusätzliche Formblätter zu benutzen, wie beispielsweise bei der Analyse der Abweichungen oder der Beschreibung der einzuleitenden Korrekturmaßnahmen. Die Gestaltung der Formblätter könnte wie in Tabelle 6 aussehen.

Formular zur Zielvereinbarung	
Datum: .... Vereinbarungszeitraum von .... bis	
Stelle/Position: .... Bereich:	
StelleninhaberIn: .... Vorgesetzte(r):	
Unterschriften: .... /	
Anhang: .... (Extra-Blätter?)	
Zielart und die vereinbarten Zielsetzungen	Einflussfaktoren und Rahmenbedingungen, die zu berücksichtigen sind
Ziel 1 Führungsziel: Reduzierung der Übergabezeit (mittags) von 65 auf 45 Minuten bei gleichzeitiger Optimierung des Informationsflusses	• Ist-Analyse bzw. Störfaktoren ermitteln und reduzieren • strukturierte Vorgehensweise erarbeiten (Standard) • Freiheit bei der Gestaltung der Übergabeform geben • Reduzierung unter 45 Minuten nicht anstreben

Zielart und die vereinbarten Zielsetzungen	Einflussfaktoren und Rahmenbedingungen, die zu berücksichtigen sind
Ziel 2 Führungsziel: Durchführung der Entwicklungsgespräche mit allen Teammitgliedern innerhalb von vier bis sechs Wochen nach dem Beurteilungsintervall	• Gespräche auf den Ergebnissen der Rund-um-Beurteilung basieren lassen • berücksichtigen, dass das Verfahren erstmalig durchgeführt wird
Ziel 3.	
Ziel 4.	
Ziel 5.	

Zwischenkontrolle am: ....

(nur wenn erforderlich)

Kriterien Zielerreichungsgrad: Jeweils die Überprüfungskriterien genau formulieren! Die Bewertungskriterien können unterschiedlich ausfallen.

Zielnummer	Ziel deutlich unterschritten (1)	Ziel unterschritten (2)	Ziel erfüllt (3)	Ziel überschritten (4)	Ziel deutlich überschritten (5)
1.	bei 55-65 Minuten	bei 50 Minuten	bei 45 Minuten	entfällt bei Nr.1	entfällt bei Nr.1
2.	unter 65 %	65-79 %	80-85 % der Gespräche sind im vereinbarten Zeitraum geführt worden.	86-90 %	91-100 %
3.					
4.					
5.					

Tab. 6: Zielvereinbarungsformular

Formular zur Zielüberprüfung

Überprüfungsdatum: .... Zielvereinbarung vom: ....
Stelle/Position: .... Bereich: ....
StelleninhaberIn: .... Vorgesetzte(r) ....
Unterschriften: .... / ....

☐ Korrekturgespräch ☐ Ende Zielperiode
(bitte zutreffendes ankreuzen)

Anhang: .... (Extra-Blätter?)

Zielnummer oder Kurzform der Zielformulierung	Zielerreichungsgrad					Abweichungsbegründung	Korrekturmaßnahmen
	1	2	3	4	5	ggf. Extra-Blatt	ggf. Extra-Blatt
1.						DIN-A4-Formular	
2.							
3.							
4.							
5.							

Tab. 7: Zielüberprüfungsformular

Tipps für die Praxis

- Berücksichtigen, dass bei der Einführung neuer Entwicklungen die Zielerfüllung nicht immer schon bei 100 % liegen (☞ Ziel Nr. 2) muss. Dennoch können selbstverständlich 100 % erreicht werden, was die Zielerreichung in diesem Fall übertreffen würde.
- Da die Ziele sehr unterschiedlich sind, auch die Bewertungskriterien für jedes Ziel individuell festgelegen.
- Kriterien der Zielüberprüfung gemeinsam im Rahmen der Zielvereinbarung festlegen. So kann sich der Mitarbeiter von Beginn an daran orientieren.

3
Teamentwickung und Personalentwicklung

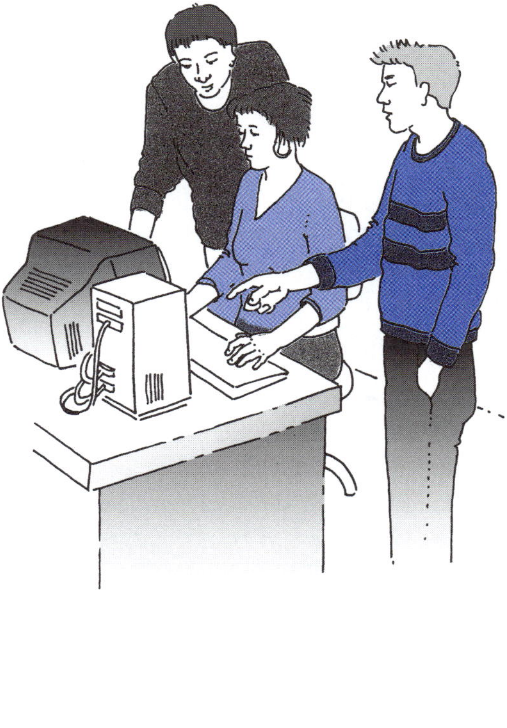

Maßnahmen der Personalentwicklung sind im Rahmen der Teamarbeit von großer Bedeutung. Teamarbeit kann nur erfolgreich verlaufen, wenn Sie mit geeigneten **Qualifizierungsmaßnahmen** für das Individuum und für das Team verknüpft werden. Da der Erfolg eines Teams nicht nur von den Teammitgliedern abhängig ist, sondern auch vom Teamleiter und von den Führungskräften im näheren Arbeitsumfeld, müssen auch diese entsprechend ihrer Aufgaben und den an sie gestellten Anforderungen qualifiziert und gefördert werden.

Personalentwicklung im Rahmen der Teamarbeit muss jedoch mehr sein als die reine Qualifizierung von Mitarbeitern in Form von Seminaren und Schulungen. Damit sich Mitarbeiter und Teams wirklich weiterentwickeln können, müssen Instrumente der Personalentwicklung erarbeitet und etabliert werden. Diese müssen dazu beitragen, den Entwicklungsprozess kontinuierlich zu fördern, und es ermöglichen, den Erfolg überprüfen zu können. Da jeder Entwicklungsprozess von Rahmenbedingungen beeinflusst wird, bedeutet Personalentwicklung immer auch, das jedes Team geeignete Rahmenbedingungen benötigt. Diese beginnen bereits bei der **Mitgestaltung** des Arbeitsplatzes, der Zielsetzung und der Arbeitsabläufe.

Unter dem Begriff Personalentwicklung können im Rahmen der Teamarbeit alle Maßnahmen, Instrumente und Bemühungen subsumiert werden, die dazu beitragen, den Entwicklungsprozess eines Teams gezielt zu unterstützen.

3.1 Bereiche der Personalentwicklung

Oftmals wird unter dem Begriff „Personalentwicklung" lediglich die **persönliche Entwicklung** einzelner Mitarbeiter verstanden. Mit dieser Eingrenzung wird man jedoch dem komplexen Thema nicht gerecht. Zwar ist der Erfolg eines Unternehmens von den einzelnen Mitarbeitern und den Teams abhängig. Es darf in diesem Zusammenhang jedoch nicht vergessen werden, dass wiederum der **Erfolg**

dieser Mitarbeiter und Teams gravierend von den **Rahmenbedingungen** der Einrichtung beeinflusst wird. Leider besteht oftmals die fehlerhafte Annahme, dass es ausreichend sei, Mitarbeiter entsprechend ihrer Aufgaben zu qualifizieren. Doch selbst hervorragend qualifizierte Mitarbeiter können ihre Fähigkeiten nur dann in die Praxis umsetzen und damit zum Unternehmenserfolg beitragen, wenn die bestehenden Rahmenbedingungen die Anwendung dieser individuellen Fähigkeiten ermöglichen. Besonders im Rahmen der Teamarbeit muss daher die Personalentwicklung dazu beitragen, die Mitarbeiter in ihrer Gesamtheit zu fördern.
Deshalb ist Personalentwicklung mehr als die Qualifizierung von Einzelpersonen und setzt sich darüber hinaus mit zwei weiteren Bereichen auseinander.

Bereiche der Personalentwicklung:
- (Weiter-) Entwicklung der Person
- (Weiter-) Entwicklung des Teams
- (Weiter-) Entwicklung der Organisation.

Zielsetzung

Da die Teamentwicklung ein wesentlicher Bestandteil der Personalentwicklung ist, ähnelt die Zielsetzung der Personalentwicklung auch erheblich den positiven Auswirkungen, die mit der Einführung der Teamarbeit verbunden sind (☞ 1.2). Die nachstehende Aufzählung fasst die wichtigsten **Ziele** der Personalentwicklung zusammen:
- Kostenreduzierung durch gezielten Ressourceneinsatz
- Prozess- bzw. Ablaufoptimierung
- Qualitätssteigerung
- Erhöhung der Kundenzufriedenheit
- Motivation der Mitarbeiter durch Einbindung in Entscheidungsprozesse und Übernahme von Verantwortung
- Förderung der Reflexion der eigenen Tätigkeiten
- Wissenserhaltung und -förderung
- Handlungssicherheit durch bedarfsgerechte Förderung des Einzelnen
- Aufstiegs- und Karrieremöglichkeiten

3

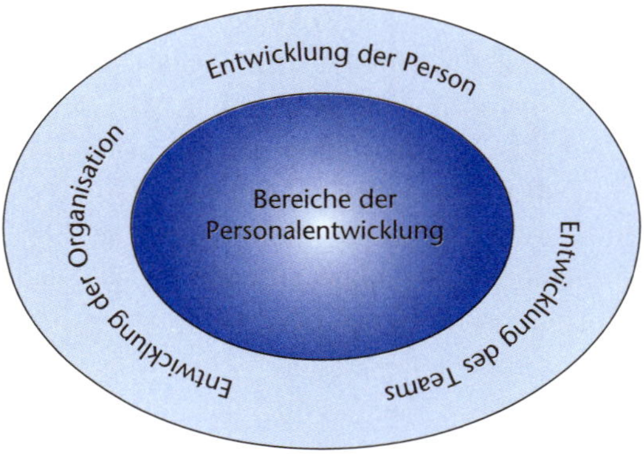

Abb. 6: Bereiche der Personalentwicklung im Unternehmen

- Reduzierung von Negativfaktoren wie z. B. hohe Fluktuation und Ausfallzeiten
- individuelle Potenzialentfaltung
- höhere Identifikation mit der Einrichtung und deren Zielsetzung
- Anpassung der Qualifikation, um auf Neuerungen professionell, fachlich kompetent und schnell reagieren zu können.

Entwicklung der Person

Die Art und Weise der Zusammenarbeit in einem Team wird geprägt durch die Einstellungen, die Fach- und Sozialkompetenz sowie die Methodenkompetenz der einzelnen Teammitglieder. Dementsprechend wichtig ist die Entwicklung der Person im Rahmen der Teamarbeit, weshalb die oben genannten Schlüsselqualifikationen gezielt entwickelt und gefördert werden müssen. Als **Schlüsselqualifikationen** werden die Fähigkeiten, Fertigkeiten und Kenntnisse beschrieben, die dazu beitragen, die eigenen Aufgaben und Tätigkeiten über das Maß der reinen „Abarbeitung" hinaus zu bewältigen. Gerade im Sozialbereich sind Schlüsselqualifikationen von hoher Bedeutung, bestimmen sie doch deutlich den Erfolg der Zusammenarbeit innerhalb des Teams. Zudem sind Schlüsselqualifikationen wie beispielsweise die **Kommunikations- und Konfliktfähigkeit** regelmäßig ausschlaggebend für die erfolgreiche Gestaltung der Beziehung zwischen Pflegekraft und Kunde.

Folgende Fähigkeiten werden als Schlüsselqualifikationen bezeichnet, wobei die Aufzählung keinen Anspruch auf Vollständigkeit erhebt.

Fähigkeiten im Bereich der Sozialkompetenz:
- Konfliktfähigkeit
- Beziehungs- und Empathiefähigkeit
- Kritik- und Kompromissfähigkeit
- Kommunikationsfähigkeit
- Verantwortungsbewusstsein
- Reflexionsfähigkeit
- Eigenständigkeit
- Analysefähigkeit
- konzeptuelles Denken
- Führungsfähigkeit
- Kundenorientierung
- Erkennen von Grenzen
- Weiterbildungsmotivation und Lernbereitschaft.

Fähigkeiten im Bereich der Methodenkompetenz:
- Moderationstechniken
- Präsentationstechniken
- Kreativitätstechniken
- Arbeitsmethodik
- Organisationsvermögen
- Planungsfähigkeit.

Fähigkeiten im Bereich der Fachkompetenz:
- Basiskenntnisse
- Fachkenntnisse
- Spezialisierungen
- Pflegemethoden
- Einschätzungsvermögen
- Planungskompetenz.

Bei der Entwicklung der Person stehen neben der fachlichen Qualifizierung Maßnahmen im Vordergrund, die zur Förderung und Entwicklung der Sozial- und Methodenkompetenz beitragen, da diese die Grundlage für eine gelungene Zusammenarbeit darstellen und somit die Teamarbeit maßgeblich prägen.

3

Entwicklung des Teams

Im Rahmen der Personalentwicklung tragen gezielte Team-Qualifizierungsmaßnahmen und die Etablierung verschiedener Instrumente der Personalentwicklung dazu bei, die Art und Weise der Zusammenarbeit innerhalb eines Teams erfolgreich zu gestalten. Die **Entwicklung der Person** geht dabei mit der **Teamentwicklung** Hand in Hand, weshalb besonders im Rahmen der Teamarbeit beiden Bereichen eine große Bedeutung in der Personalentwicklung zukommt. Qualifiziert man einzelne Mitarbeiter, wirkt sich dies immer auch auf die Zusammenarbeit im Team und die anderen Teammitglieder aus. Qualifiziert man beispielsweise durch gezielte Teamübungen oder Teamworkshops das gesamte Team, haben die Mitglieder dieses Teams die Möglichkeit, sich auch individuell weiterzuentwickeln.
Um Teams und Mitarbeiter gleichermaßen in ihrem Entwicklungsprozess zu unterstützen, sollten neben Einzelqualifizierungsmaßnahmen regelmäßig **Teamübungen** stattfinden, die der jeweiligen Situation und dem Entwicklungsstand des Teams angemessen sind (☞ Kap. 4 bis 6).
Betrachtet man die vielfältigen sozialen und fachlichen Anforderungen an ein Team und die sich daraus oftmals ergebenden Qualifizierungslücken, wird deutlich, dass die Verantwortung für die Teamentwicklung nicht ausschließlich bei der jeweils zuständigen Führungskraft liegen darf. Um Mitarbeiter und Teams wirkungsvoll in ihrer Entwicklung zu begleiten, sind regelmäßig **externe Trainer** notwendig, die Profis in ausgewählten Themengebieten sind wie

beispielsweise im Bereich Konfliktmanagement und Kommunikation. Hinzu kommt, dass auch die Führungskräfte selbst oftmals einen erheblichen Entwicklungsbedarf aufweisen und dementsprechend auch nicht in der Lage sein können, den Mitarbeitern die benötigten Kenntnisse in diesen Bereichen ohne Unterstützung von außen zu vermitteln.

Ergänzend zu externen Trainings ist es jedoch unbedingt notwendig, Teamübungen auch außerhalb von Seminaren und Workshops in den **Alltag** zu integrieren. Beispielsweise trägt die gemeinsame Erstellung von Teamregeln bereits in der Orientierungsphase dazu bei, notwendige Schlüsselqualifikationen wie Kompromissbereitschaft und Kommunikationsverhalten des Einzelnen im Team zu trainieren. Die **Verantwortung** für diese Teamübungen trägt dabei die jeweilige Teamleitung. Ihr obliegt die Auswahl, die Vorbereitung und die Durchführung der Teamübungen sowie die Begleitung der einzelnen Teammitglieder. Hierbei zeigt sich, wie hoch die Anforderungen an die Teamleitungen sind und das neben der fachlichen Kompetenz auch soziale Fähigkeiten und methodische Fertigkeiten ausgeprägt sein müssen. Die Qualifikation der Teamleitung ist eine der wichtigsten Einflussfaktoren auf eine Team.

Externe und interne Teamübungen sind für den Entwicklungsprozess gleichermaßen wichtig. Sie tragen nicht nur dazu bei, die teamspezifischen Gruppenprozesse in den jeweiligen Entwicklungsphasen zu unterstützen, sondern fördern auch gezielt die Entwicklung von **Schlüsselqualifikationen** bei dem einzelnen Mitarbeiter.

Entwicklung der Organisation

Da Individuen und Teams nicht autonom in einer Einrichtung existieren, sondern immer Rahmenbedingungen und Strukturen unterworfen sind, innerhalb derer sie sich zurechtfinden müssen, umfasst die Personalentwicklung auch den Bereich der **Organisationsentwicklung.** In der Praxis wird die Weiterentwicklung der Organisation regelmäßig vernachlässigt. Zwar werden neue Organisationsformen und Pflegekonzepte versucht, in die Praxis zu transferieren, jedoch oftmals ohne Erfolg. Das Resultat sind häufig kurzfristige und einschneidende Veränderungen, die langfristig gesehen nicht haltbar sind, weil es versäumt wurde, die Strukturen zu verändern und anzupassen. Damit wurde auch kein dauerhaftes Überleben neuer Arbeitsformen ermöglicht. Für die betreffende Einrichtung ist diese unüberlegte Vorgehensweise meist sehr **zeit- und kostenaufwändig** und verlangt allen Beteiligten, nicht zuletzt den Kunden, ein hohes Maß an Energie und Durchhaltevermögen ab. Nicht selten verliert die Einrichtung dabei – sowohl Kunden als auch Mitarbeiter!

Unter anderem, um dies zu verhindern, befasst sich der langfristig angelegte Verbesserungsprozess der Organisationsentwicklung mit der Weiterentwicklung von Strukturen und Arbeitsbedingungen, um auf bestehende und künftige Veränderungen flexibel und effektiv reagieren zu können. Im Vordergrund dieser strukturellen **Entwicklungsprozesse** stehen auch hierbei die Mitarbeiter, da sie es sind, die neue Konzepte und Organisationsformen wie beispielsweise Teamarbeit, Bezugspflege oder Primary Nursing zum Wohle der Kunden in die Praxis umsetzen müssen.

Ziel dieses Bereichs der Personalentwicklung ist es, die Organisation so zu gestalten und kontinuierlich weiterzuentwickeln, dass Mitarbeiter die notwendigen strukturellen und organisatorischen Bedingungen vorfinden, die sie zum Umsetzen der **Unternehmensziele** benötigen.

Die positiven Auswirkungen der Teamarbeit können nur erreicht werden, wenn Team- und Mitarbeiterentwicklung mit organisatorischen Entwicklungsprozessen zeitgleich einhergehen. Dies bedeutet, dass zur Umsetzung der Arbeitsform Teamarbeit in allen drei beschriebenen Bereichen der Personalentwicklung ein konsequenter und kontinuierlicher Entwicklungsprozess stattfinden muss.

Wie bei der Teamarbeit konzentriert sich die Organisationsentwicklung darauf, Strukturen und Rahmenbedingungen so zu gestalten, dass die Organisation den Bedürfnissen der Mitarbeiter und der Kunden gerecht wird.

3.2 Entwicklung durch Bildung

Heutzutage müssen Einrichtungen und deren Mitarbeiter schnell auf Veränderungen reagieren können. Nicht nur gesetzlich initiierte, sondern auch gesellschaftliche Veränderungen zwingen Pflegeeinrichtungen dazu, die Art und Weise ihrer Leistungserbringung zu überprüfen und ihre Arbeitsweise an die neuen Anforderungen anzupassen. Um zeit- und kostspielige Reibungsverluste in der Praxis vermeiden zu können, müssen sich Pflege- und Betreuungseinrichtungen gegenwärtig und zukünftig intensiver damit auseinander setzen, wie sie ihre Mitarbeiter auf diese neuen Anforderungen vorbereiten. Nur durch eine den Anforderungen entsprechende Weiterqualifizierung können Mitarbeiter neue Herausforderungen bewältigen und dazu beitragen, dass Fortbestehen ihrer Einrichtung zu sichern. Dies bezieht sich sowohl auf die Qualifizierung im **pflegefachlichen** Bereich als auch auf die gezielte Weiterentwicklung notwendiger **Sozial- und Methodenkompetenz.**

Fachkenntnisse, Sozialkompetenz und Methodenkompetenz müssen gleichermaßen weiterentwickelt werden, damit diese ineinander greifen können.

Zielsetzung bei Bildungsmaßnahmen

- Qualifikation an bestehende oder zukünftige Anforderungen und Aufgaben anpassen
- Handlungssicherheit des Einzelnen erhöhen
- Alten- und Krankenpflegeberuf professionalisieren
- Mitarbeiter motivieren (Fort- und Weiterbildungen werden von Mitarbeitern oft als Anerkennung empfunden.)
- Personal binden
- Kundenzufriedenheit erhöhen (Kunden profitieren direkt von geschulten Mitarbeitern.)
- Qualität steigern

- Kosten reduzieren
- Arbeitssicherheit erhöhen
- Krankheitsausfälle reduzieren, z. B. Einbindung kinästhetischer Aspekte.

MDK-Anforderung

Auch der MDK trifft in seiner Anleitung zur Prüfung der Qualität nach § 80 SGB XI Aussagen darüber, welche Anforderungen bezüglich **pflegebezogener** Fortbildungen von den Einrichtungen erfüllt werden müssen.

> Auszug aus der MDK-Anleitung zur Prüfung der Qualität nach § 80 SGB XI:
> „Unter Fortbildung sind Maßnahmen zu verstehen, die dem Erhalt und der Aktualisierung des Fachwissens dienen. Die Teilnahme an Maßnahmen der Fortbildung dient zum einen der persönlichen beruflichen Qualifikation, zum anderen der Sicherstellung der betrieblich geforderten Qualifikation." (MDK-Anleitung/VIII Punkt 3.3.4)

3.2.1 Individuelle Bedarfsermittlung

Bildungsmaßnahmen können nur dann greifen und zum gewünschten Erfolg führen, wenn diese nicht einmalig und ziellos, sondern kontinuierlich und zielgerichtet durchgeführt werden. Somit sind Bildungsmaßnahmen als Gegenstand der **Personal- und Teamentwicklung** auch nur dann sinnvoll, wenn im Rahmen der Konzepterstellung eine sorgfältige und individuelle Bedarfserhebung durchgeführt wird. Die Bedarfserhebung orientiert sich an dem individuellen Entwicklungsbedarf des Mitarbeiters oder des Teams. Dabei wird ermittelt, welche Themenbereiche für welche Mitarbeiter bezüglich der **Bildungsplanung** sinnvoll sind. Der Bildungsbedarf kann auf vielfältige Weise ermittelt werden. Wichtig ist, dass möglichst alle vorhandenen Informationsquellen zur Bedarfsermittlung herangezogen werden.

Um betriebliche Bildung auf ein erfolgreiches Fundament stellen zu können, geht dem langen Prozess der Mitarbeiterentwicklung immer eine gezielte Planung voraus.

Äußere Einflussfaktoren

Nicht immer muss der Bildungsbedarf ermittelt werden; manchmal ergibt sich dieser durch äußere Einflussnahme wie beispielsweise durch gesetzliche Veränderungen. Ein Beispiel aus der jüngsten Vergangenheit für gesetzlich initiierte „Anpassungsqualifizierungen" ist die breitflächige Implementierung von **Praxisanleitern** in Altenpflegeeinrichtungen. Um künftig Schüler ausbilden zu können, müssen Altenpflegeeinrichtungen nach dem neuen Altenpflegegesetz Praxisanleiter mit pädagogischen Kenntnissen in den Einrichtungen vorhalten (☞ Ausbildungs- und Prüfungsverordnung in der Altenpflege § 2 Abs.2).

Veränderung von Aufgaben

Veränderungen stellen Mitarbeiter meist vor neue Herausforderungen. Je nach Art der Veränderung und damit auch der Veränderung des Aufgabengebiets, müssen die Mitarbeiter dementsprechende Entwicklungsmaßnahmen durchlaufen. Der Bedarf ergibt sich hierbei aus den Veränderungen im Aufgabengebiet des jeweiligen Mitarbeiters oder eines Teams. Soll beispielsweise die Arbeitsform Teamarbeit in der Einrichtung umgesetzt werden, ändert sich das Aufgabengebiet der **Stationsleitung** gravierend, sofern diese weiterhin als Teamleitung fungieren soll. Langfristig gesehen benötigt sie beispielsweise fundierte Kenntnisse und Fähigkeiten im Bereich der Moderation und des Konfliktmanagements. Diese Fähigkeiten sollten zwar generell bei Führungskräften vorhanden sein, müssen jedoch im Rahmen der Teamarbeit wesentlich ausgeprägter angewendet werden. Selbst wenn **Basiskenntnisse** bestehen, werden mit Einführung der Teamarbeit regelmäßig weiterführende Bildungsmaßnahmen in Bereichen der Sozial- und Methodenkompetenz notwendig. Wird zudem das Führungsinstrument „Führen nach Zielen" in Verbindung mit der Teamarbeit eingesetzt, müssen auch hier gezielte Bildungsmaßnahmen für die Teamleitung und die Teammitglieder stattfinden.

Ist die Veränderung des Aufgabengebiets wie im Falle der Teamarbeit mit einer Erweiterung der **Handlungs- und Entscheidungskompetenz** verbunden, müssen zwingend Bildungsmaßnahmen für die Teammitglieder durchgeführt werden. Um die Mitarbeiter auf das neue Aufgabengebiet vorzubereiten, sollten die Bildungsmaßnahmen bereits vor der Konfrontation mit den neuen Aufgaben erfolgen.

Beurteilungsverfahren

Die im Rahmen der Teamarbeit eingesetzten **360°-Beurteilungen** eignen sich hervorragend zur individuellen Bedarfsermittlung einzelner Mitarbeiter und eines Teams. Die Bewertungen durch das direkte Arbeitsumfeld liefern nützliche Informationen über das Verhalten und die Leistungen von Einzelnen. Hierdurch wird aufgezeigt, in welchen Bereichen der individuelle Bildungsbedarf des Mitarbeiters oder des Teams liegt. Zudem kann bei regelmäßigen Beurteilungen auch die Wirksamkeit von Bildungsmaßnahmen evaluiert werden. Hierzu müssen die Beurteilungsergebnisse vor und nach der Bildungsmaßnahme verglichen werden (☞ 3.3.3).

Im Rahmen der Pflegevisite

Die Pflegevisite als Instrument der Qualitätssicherung auf der Struktur-, Prozess- und Ergebnisebene kann ebenfalls dazu beitragen, den Bildungsbedarf einzelner Mitarbeiter zu konkretisieren. Hierzu muss der Visitenbogen um eine diesbezügliche Fragestellung erweitert werden. Neben der Möglichkeit, die Pflegevisite auch als **Beschwerdeforum** für Kunden zu nutzen, sollte abgefragt werden, ob die zuständige Pflegekraft bezüglich der Versorgung dieses visitierten Kunden einen speziellen Fortbildungsbedarf für sich selbst oder das Team festgestellt hat. Dies kann sich beispielsweise auf pflegerische Tätigkeiten, Besonderheiten eines speziellen Krankheitsbildes oder die psychische Bewältigung in schwierigen Pflegesituationen beziehen. Zudem bietet diese Selbsteinschätzung den Mitarbeitern die Möglichkeit, eigene Fortbildungswünsche zu formulieren. Außerdem wird die **Reflexionsfähigkeit** innerhalb des Teams gefördert, indem eigene Schwächen in der Versorgung erkannt und definiert werden.

Mitarbeiterwünsche

Generell sollten auch Mitarbeiterwünsche Berücksichtigung finden. Im Vordergrund sollte jedoch nicht nur aus wirtschaftlichen Erwägungen immer die betriebliche **Notwendigkeit** stehen. Es muss immer ermittelt werden, welchen Bedarf der Mitarbeiter in der Praxis tatsächlich hat. Der ermittelte Bedarf deckt sich zwar oftmals mit den Wünschen der Mitarbeiter, kann jedoch auch durchaus von deren Vorstellungen abweichen. Generell sollte beispielsweise bei der Praxisanleiterschulung in die Bildungsplanung einfließen, ob der dafür vorgesehene Mitarbeiter von sich aus „gewillt“ ist, diese Sonderaufgabe im Haus zu übernehmen und eine entsprechende Weiterbildung zu besuchen.

Tipps für die Praxis

- Veränderungen im Aufgabengebiet und Umstrukturierungen innerhalb der Einrichtung möglichst langfristig planen und in der Bildungsplanung berücksichtigen.
- Bildungsmaßnahmen möglichst schon erfolgen lassen, bevor der Mitarbeiter neue Aufgaben und Anforderungen bewältigen muss. So wird beispielsweise der Start in eine neue Position erleichtert und regelmäßig auch erfolgreicher verlaufen.
- Jedem Team die Möglichkeit überlassen, eigene Defizite und den entsprechenden Fortbildungsbedarf zu benennen.

3.2.2 Auswahl und Evaluation der Bildungsmaßnahmen

Wurde der Bildungsbedarf zuverlässig ermittelt, muss anschließend festgelegt werden, welche Maßnahmen in welcher Form durchzuführen sind. Um einen größtmöglichen **Entwicklungserfolg** zu erzielen, sollten bei der Auswahl der Maßnahmen die unterschiedlichen Gestaltungsmöglichkeiten des Lernens berücksichtigt werden.

■ „Training off the job"

Unter dem Begriff „Training off the job" werden alle klassischen in- und externen Fort- und Weiterbildungsmaßnahmen zusammengefasst. Charakteristisch für „Training off the job" ist, dass die Bildungsmaßnahmen außerhalb der täglichen Arbeit durchgeführt werden. Dieses abgekoppelte Lernen birgt generell die Problematik in sich, dass die Lerninhalte nur bedingt von den Teilnehmern in die **Praxis** transferiert werden können. Dies steht regelmäßig im Widerspruch zu den Erwartungen von Vorgesetzten und Mitarbeitern. In der Erwachsenenbildung versucht man dieser Schwierigkeit entgegenzuwirken, indem praxis- und teilnehmerorientierte Lehrmethoden angewendet werden. Meist werden hierbei klassische Bildungsmaßnahmen mit Maßnahmen des **Erfahrungslernens** verbunden. Beispielsweise müssen im Rahmen von Weiterbildungen regelmäßig Hospitationen und Praktika absolviert und Projektaufträge bearbeitet werden. Hierdurch will man den Theorie- Praxistransfer gezielt unterstützen.

■ „Training on the job"

Die wirkungsvollste und deshalb auch wichtigste Entwicklungsmaßnahme ist das **Erfahrungslernen.** Hierbei erfolgt das Lernen unmittelbar am Einsatzort. Methodisch kann dieses „Training on the job" vielseitig umgesetzt werden. Beispielsweise wird ein Lerneffekt mit einer sehr hohen Transferleistung erzielt, indem Mitarbeiter auf anderen Stationen oder in anderen Häusern hospitieren. Gefördert wird dies noch durch die Vergabe konkreter Arbeitsaufträge. Ebenso wirkungsvoll sind **Rotations-Systeme,** bei denen die Mitarbeiter in-

nerhalb einer Einrichtung rotieren und dadurch ihre Handlungskompetenz erweitern. Dieses System kann bei Führungskräften und Basismitarbeitern gleichermaßen eingesetzt werden. Beispielsweise trägt eine Rotation in verschiedenen Bereichen im Rahmen der Probezeit und der Einarbeit einerseits dazu bei, die Handlungskompetenz des Einzelnen zu erweitern. Andererseits wird auch das Verständnis für andere Abteilungen und Disziplinen gefördert, was sich wiederum positiv auf die hausinterne Zusammenarbeit auswirkt. Auch die Rotation auf der Führungsebene verstärkt regelmäßig bei den Teilnehmern die **Reflexion** des eigenen Führungsverhaltens.
Weiterhin gehören Arbeitsformveränderungen, Fallbesprechungen, Zirkel- und Projektarbeiten sowie Praxisanleitungen zu den äußerst effektiven Methoden des Erfahrungslernens. Deutlich hervorzuheben ist auch, dass eine Veränderung der Arbeitsform, sofern diese mit einer Erweiterung der Handlungskompetenz verbunden ist, zu den Methoden des Erfahrungslernens zählt.

Die Einführung und Umsetzung der Teamarbeit in einem Unternehmen trägt erheblich dazu bei, die Handlungskompetenz der Mitarbeiter und der Teams zu fördern. Die Arbeitsform Teamarbeit bildet die Grundlage für einen kontinuierlichen und wirksamen Entwicklungsprozess in der gesamten Einrichtung.

Transferleistung unterstützen

Auch bei sehr guten Fortbildungskonzepten bleibt der **Theorie-Praxis-Transfer** für viele Teilnehmer problematisch, da das Lernen abgesondert vom eigentlichen Arbeitsalltag stattfindet. Es gibt jedoch verschiedene Möglichkeiten, die Transferleistung gezielt zu unterstützen. Nachfolgend sind einige davon dargestellt:

- Die Teilnehmer sollten ihr neu erworbenes Wissen möglichst zeitnah in die Praxis umsetzen können.
- In der Bildungsplanung für den einzelnen Mitarbeiter oder des Teams sollte darauf geachtet werden, dass Fortbildungen und

Maßnahmen des Erfahrungslernens kombiniert werden und diese sinnvoll aufeinander aufbauen.

- Die Teilnehmer sollten schon vor dem Besuch der Fortbildungsveranstaltung einen konkreten Arbeits- oder Projektauftrag bekommen, den sie anschließend bearbeiten sollen.
- Die Teilnehmer sollten sich vor jedem Besuch einer Fortbildung gezielte Fragestellungen zum jeweiligen Thema überlegen. Diese sollten einen Praxisbezug aufweisen und möglichst gemeinsam mit dem Team erstellt werden.
- Nehmen einzelne Teammitglieder an Bildungsveranstaltungen teil, sollten diese im Anschluss an eine Fortbildung schriftlich formulieren, wie sie ihr neu erworbenes Wissen auf möglichst kreative Art und Weise ihrem Team vermitteln. Möglich ist auch, dass ein Team diesbezüglich eine generelle Regelung aufstellt.
- Die Transferleistung erhöht sich zudem, wenn mehrere Teammitglieder gleichzeitig geschult werden. Beispielsweise können die Teilnehmer dann gemeinsam bestimmte Pflegetechniken oder Gesprächsführungsmethoden üben und dem restlichen Team vermitteln.

Der größte **Lernerfolg** wird erzielt, wenn klassische Bildungsmaßnahmen und Maßnahmen des Erfahrungslernens direkt miteinander verbunden werden. Beispielsweise sollte eine Fortbildung zum Thema Pflegeplanungen direkt durch eine sich anschließende **Praxisbegleitung** des Fachdozenten ergänzt werden. Hierdurch können die theoretischen Inhalte sofort in der Praxis angewendet und mit fachlicher Unterstützung evaluiert werden.

Evaluation

Zur Überprüfung der Wirksamkeit stattgefundener Entwicklungsmaßnahmen bieten sich einer Einrichtung mehrere Möglichkeiten. Je mehr diese genutzt und miteinander verbunden werden, desto zuverlässiger kann die **Wirksamkeit** evaluiert werden. Beispielsweise können Beurteilungen, Mitarbeiter- und Kundenbefragungen, Pflegevisiten, Kennzahlen, Zielvereinbarungen und wirtschaftliche Entwicklungen zur Auswertung herangezogen werden. Zusammenfassend können diese einen guten Überblick darüber liefern, in welchen Bereichen eine individuelle oder teambezogene **Entwicklung** und **Verbesserung** eingetreten ist. Da Entwicklungsprozesse von äußeren Faktoren beeinflusst werden, sollten die folgenden Fragen immer in die Evaluation mit einbezogen werden.

- Wurde der Bedarf für den Teilnehmer richtig ermittelt?
- Wurde die Art der Bildungsmaßnahme passend zum Thema und zum Inhalt ausgewählt?
- Passt die ausgewählte Bildungsmaßnahme zum Mitarbeiter?
- Haben die verschiedenen Maßnahmen thematisch aufeinander aufgebaut?
- Wurden klassische Bildungsmaßnahmen mit Erfahrungslernen kombiniert?
- Wurde die Transferleistung beispielsweise durch Arbeitsaufträge unterstützt?
- Waren für die Umsetzung notwendige Rahmenbedingungen vorhanden oder wurden diese gestellt?

Tipps für die Praxis

- ▶ Darauf achten, dass die unterschiedlichen Bildungsmaßnahmen immer entsprechend dem Thema und der Zielsetzung miteinander kombiniert werden.
- ▶ Maßnahmen des Erfahrungslernens gleichberechtigt etablieren.
- ▶ Sicherstellen, dass bereits vor dem Besuch einer Fortbildung festgelegt ist, in welcher Weise die Transferleistung unterstützt werden soll.
- ▶ Darauf achten, dass beispielsweise Arbeitsaufträge auch entsprechend der Planung umgesetzt werden. Kontrollmechanismen gemeinsam mit dem Team vereinbaren.
- ▶ Scheint eine Bildungsmaßnahme nicht erfolgreich gewesen zu sein, immer die Rahmenbedingungen in die Evaluation mit einbeziehen.

3.3 Rückmeldung an das Team durch Rundum-Beurteilungen

Teams müssen einen kontinuierlichen Entwicklungsprozess bewältigen. Dieser Prozess muss zielgerichtet unterstützt und evaluiert werden. Je erfolgreicher er verläuft, desto besser sind die Leistungen, die von den einzelnen Teammitgliedern erbracht werden und zum Gesamterfolg des Teams beitragen. Um sich jedoch weiterentwickeln zu können, benötigen die Teammitglieder ein regelmäßiges Feedback. Im Rahmen der Teamarbeit eigenen sich hierzu **360°-Beurteilungen.** Diese bilden den Grundstock zur Weiterentwicklung, da sie aufzeigen, in welchen Bereichen die individuellen Stärken und Schwächen des Einzelnen liegen.

3

3.3.1 Beurteilungsverfahren im Rahmen der Teamphilosophie

Im Rahmen der Teamarbeit muss das **Beurteilungssystem** mit der **Teamphilosophie** grundsätzlich übereinstimmen. Dies bedeutet, dass Prinzipien wie Autonomie, Selbstverantwortung und Beteiligung von Mitarbeitern sich auch im Beurteilungsverfahren widerspiegeln müssen. Klassische Beurteilungssysteme widersprechen diesen Grundgedanken der Teamarbeit jedoch eindeutig, indem sie auf systematische Art und Weise darauf hinzielen, dass eine Einzelperson, meist der Vorgesetzte, das Verhalten und die Leistung des „untergebenen“ Mitarbeiters allein beurteilt. Durch vielfältige betriebliche und persönliche Einflussfaktoren endet dies sehr oft in einer „Verurteilung“ des Mitarbeiters und hat nicht selten weitreichende Konsequenzen für den betroffenen Mitarbeiter. Das eigentliche Ziel, eine realistische Leistungseinschätzung und vor allen Dingen das Vorantreiben von Entwicklungsprozessen, kann durch solche Beurteilungsverfahren jedoch nicht sichergestellt werden.

Im Rahmen der Teamarbeit sollte das Beurteilungssystem dagegen dazu beitragen, den **Entwicklungsprozess** der Beteiligten zu fördern, die Kommunikation im Team zu verbessern und den individuellen Entwicklungsbedarf aufzuzeigen. Um diesen Ansprüchen gerecht werden zu können, muss eine Alternative zum klassischen Beurteilungswesen gefunden werden. Eine Möglichkeit ist das Verfahren der 360°-Beurteilung.

Das Beurteilungssystem muss die Teamkultur unterstützen. Klassische Beurteilungssysteme durch den Vorgesetzten stellen einen Widerspruch zum Teamgedanken dar.

Vorteile der 360°-Beurteilung

Das System der 360°-Beurteilung verlässt sich nicht auf die Bewertung eines einzelnen Vorgesetzten, sondern basiert auf dem Prinzip der **Rundum-Beurteilung.** Hierbei wird die direkte Arbeitsumgebung in das Beurteilungsverfahren mit eingebunden. Im Rahmen der **Personalentwicklung** bedeutet dies, dass das gesamte Team daran beteiligt ist, die Stärken und Schwächen der einzelnen Teammitglieder darzulegen. Diese Beurteilungsform bietet den Anwendern folgende Vorzüge:

- Die Informationen und Ergebnisse sind aussagefähiger und wahrheitsgemäßer als bei klassischen Beurteilungsverfahren, da die Einschätzung durch mehrere Personen aus dem direkten Tätigkeitsbereich erfolgt.
- Es besteht kein Abhängigkeitsverhältnis zwischen Beurteilenden und Beurteilten.
- Pflegedienstleitungen sind nicht mehr gezwungen, Mitarbeiter allein zu beurteilen, denen sie meist nur auf dem Flur und außer bei der Pflegevisite nicht im Bewohnerzimmer gegenüberstehen. Diese Unsicherheit kann Führungskräfte auch dazu verleiten, den Mitarbeiter besser zu beurteilen als er ist.
- Vorgesetzte haben nicht immer eine gleichwertige oder fachlich höhere Ausbildung. Die Pflegedienstleitung ohne gerontopsychiatrische Fachweiterbildung soll beispielsweise die Stationsleitung einer gerontopsychiatrischen Station fachlich beurteilen. Bei 360°-Beurteilungen sind die Mitarbeiter dieser Fachstation an der Beurteilung beteiligt.

- Diese Form der Beurteilung findet bei den Mitarbeitern regelmäßig mehr Akzeptanz, was dazu beiträgt, ein realistisches Leistungsbild aufzuzeigen.
- Die Effektivität der Teamarbeit wird enorm gesteigert, weil sich die Mitglieder notwendige Hinweise zur persönlichen Weiterentwicklung geben können.
- Die Coach-Funktion des Vorgesetzten im Rahmen der Teamarbeit wird durch die 360°-Beurteilung aktiv unterstützt.
- Wichtige Schlüsselqualifikationen wie Konflikt- und Kommunikationsfähigkeit werden trainiert und verfeinert. Dies kommt der gesamten Einrichtung zu Gute.
- Die Beurteilung von Kollegen stellt oftmals einen größeren Motivationsanreiz zur Verhaltensänderung und Leistungssteigerung dar als die Vorgesetztenbeurteilung.
- Es werden wichtige Informationen erhoben, die bei Beurteilungen aus „einer Quelle" (klassische Systeme) nicht erkannt werden können.
- Es werden auch Vorgesetzte durch „Untergebene" beurteilt. Dadurch bekommt die Leitungskraft ihr Führungsverhalten direkt gespiegelt. Zudem erhält die Einrichtung wertvolle Informationen über bestehende Führungsschwächen. Die persönliche Weiterentwicklung der Führungskräfte kann gezielt auf diesen Informationen aufbauen.
- Der individuelle Fortbildungsbedarf des Einzelnen stellt sich eindeutiger dar und Bildungsmaßnahmen können zielgerichtet, wirksamer und damit auch kostengünstiger durchgeführt werden.
- Die qualitative Zielerreichung kann durch mehrere Personen gleichzeitig überprüft werden (☞ 2.3.3).

Beteiligte Personen

Das 360°-Beurteilungssystem als eines von vielen Möglichkeiten der Rund-um-Bewertungssysteme ist nicht zu verwechseln mit Beurteilungsverfahren auf rein **kollegialer** Ebene. Bei der kollegialen Beurteilung erfolgt die Bewertung durch Kollegen auf gleicher Ebene. Bei der 360°-Beurteilung erfolgt die Bewertung durch das direkte Arbeitsumfeld auf allen Ebenen. Dementsprechend sind gleichgestellte, unterstellte und vorgesetzte Mitarbeiter sowie der zu Beurteilende selbst gemeinsam am Beurteilungsverfahren beteiligt. Unbegründet ist bei diesem Beurteilungssystem deshalb auch die Angst von Führungskräften, dass es zu ungerechtfertigt positiven Ergebnissen kommt, weil die Führungskraft vom Verfahren ausgeschlossen ist.

Neben den Mitarbeitern aus verschiedenen Ebenen können gerade auch **Kunden** wertvolle Informationen über Mitarbeiter liefern. Deshalb können diese auch bei 360°-Beurteilungen in das Verfahren mit einbezogen werden. Hierdurch kann zudem eine wichtige Querverbindung zum Beschwerdemanagement hergestellt werden.

Erfolgreiche Einführung

Folgende Aspekte müssen beachtet werden, wenn die 360°-Beurteilung erfolgreich eingeführt werden soll:

- **Anonymität:** Das 360°-Verfahren soll dazu beitragen, Informationen über einen Mitarbeiter aus seinem direkten Umfeld zu bekommen. Damit die Informationen ehrlich und zuverlässig erhoben werden können, muss die Anonymität der Befragten jederzeit gewahrt bleiben. Dadurch wird verhindert, dass sich Mitarbeiter gegenseitig unter Druck setzen und Konflikte entstehen. Der Grundsatz der Anonymität muss auch nach langer Anwendungszeit immer gewährleistet sein. Die Befragung muss demnach grundsätzlich schriftlich und anonym erfolgen.
- **Beteiligung:** Grundsätzlich eignen sich 360°-Beurteilungssysteme für Unternehmen, die partizipative Teamarbeit umsetzen. Dementsprechend wichtig ist auch bei der Verfahrensentwicklung die Beteiligung der Mitarbeiter. Die damit verbundene Einflussmöglichkeit führt häufig zu einer breiteren Akzeptanz des Beurteilungssystems innerhalb der Einrichtung. Selbst erarbeitete Fragebögen nehmen zudem individuell Bezug auf das Unternehmen, was bei erworbenen Standardfragebögen nicht zutreffend ist.
- **Schulung:** Es muss sichergestellt sein, dass alle Beteiligten mit dem System vertraut und entsprechend geschult sind. Je einfacher und transparenter der Aufbau ist, was bei der Entwicklung von

eigenen Beurteilungsfragen sehr gut gesteuert werden kann, desto geringer ist der Schulungsaufwand für die Beteiligten. Neben der fachlichen Schulung über die Gestaltung und Anwendung des 360°-Verfahrens sollten unbedingt Bildungsmaßnahmen im Bereich Kommunikation und Feedback durchgeführt werden. Nur so kann sichergestellt werden, dass das anschließende Entwicklungsgespräch positiv gestaltet wird (☞ 3.3.3).

- **Mündliche Befragungen:** Mündliche Befragungen von Einzelpersonen oder Gruppen führen dazu, dass aufgrund der nicht vorhandenen Anonymität keine wirklich brauchbaren Informationen erhoben werden können. Zudem können mündliche Befragungen meist nicht sehr strukturiert durchgeführt werden, was sich wiederum auf die Qualität der Aussagen negativ auswirken kann. Außerdem verlangt diese Vorgehensweise von allen Beteiligten ganz ausgeprägte soziale Fähigkeiten, da ansonsten das Konfliktpotenzial drastisch ansteigt.

Tipps für die Praxis

- Überprüfen, ob das gewählte Beurteilungsverfahren zur tatsächlich gelebten Philosophie des Hauses passt.
- Vor Einführungsbeginn sollte ein Konzept zur Umsetzung des Beurteilungsverfahrens erarbeitet werden.
- Nachprüfen, ob die Rahmenbedingungen die Umsetzung des Vorhabens begünstigen.
- Vor der Einführung von Rund-um-Beurteilungsverfahren die Bereitschaft der Beteiligten abfragen.
- Sicherstellen, dass alle Beteiligten entsprechend ihrer Aufgaben geschult sind und die notwendigen Informationen erhalten haben.

3.3.2. Einrichtungsspezifische Beurteilungsfragen

Im Rahmen der **Teamentwicklung** sollte die 360°-Beurteilung hauptsächlich zu Zwecken der Personalentwicklung eingesetzt werden. Dementsprechend liegt der Schwerpunkt der Fragen nicht so sehr auf der Beurteilung der reinen Leistungsaspekte, sondern konzentriert sich darauf, den individuellen Entwicklungsstand des Einzelnen zu bewerten.

Projektgruppe bilden

Für die erfolgreiche Umsetzung von Beurteilungssystemen ist es grundsätzlich sinnvoll, die Mitarbeiter schon bei der Entwicklung des Verfahrens mit einzubeziehen. Hierzu sollte eine Projektgruppe etabliert werden, die sich aus Mitarbeitern aller **Berufsgruppen** und aller **Hierarchieebenen** zusammensetzt. Für die Akzeptanz der 360°-Beurteilung ist mit ausschlaggebend, welche Bereitschaft die Führungskräfte bezüglich der Rund-um-Beurteilung signalisieren. Lehnen die Führungskräfte das Verfahren ab, indem sie nicht in der Projektgruppe vertreten sind oder sich selbst diesem Verfahren nicht stellen, wirkt sich dieses Verhalten auch auf die Bereitschaft der Mitarbeiter negativ aus. Am erfolgreichsten können solche Vorhaben in die Praxis umgesetzt werden, wenn alle Führungsebenen das Projekt tatkräftig unterstützen.

Die Projektgruppe muss zudem überprüfen, ob die Einrichtung reif für diese Form der Beurteilung ist; die Rahmenbedingungen spielen eine entscheidende Rolle bei der Umsetzung. Neben der Bereitstellung von finanziellen und sachlichen Ressourcen muss daher auch das **Selbstverständnis** der Einrichtung mit den **Prinzipien** der 360°-Beurteilung übereinstimmen. Einrichtungen, die sich bereits gedanklich mit den Grundsätzen der Teamarbeit auseinander gesetzt haben und diese einführen wollen, bieten auch regelmäßig günstige Ausgangsbedingungen für eine 360°-Beurteilung.

Verhaltensweisen statt Leistungen

Klassische Vorgesetzten-Beurteilungssysteme haben ihren Fokus in der Betrachtung der fachlichen Leistungsergebnisse. **Sozial- und Methodenkompetenz** erhalten vergleichsweise meist einen geringeren Stellenwert im Beurteilungsverfahren. Dies liegt unter anderem auch daran, dass diese Schlüsselqualifikationen von der vorgesetzten Stelle noch schlechter einzuschätzen sind als die rein fachlichen **Leistungsergebnisse** eines Mitarbeiters. Durch diese Fokussierung auf das Fachliche und die Hervorhebung der Leistungsebene werden jedoch im klassischen Beurteilungsverfahren die Aspekte der persönlichen Weiterentwicklung in den Hintergrund gedrängt. Im Vergleich zu herkömmlichen Beurteilungssystemen steht dagegen bei der 360°-Beurteilung die Betrachtung der Sozial -und Methodenkompetenz im Vordergrund, da die entsprechenden Verhaltensweisen eines Mitarbeiters für den Entwicklungsprozess und die Zusammenarbeit in einem Team eher ausschlaggebend sind als die rein fachliche Qualifikation. Ergänzend sind jedoch selbstverständlich auch fachliche Aspekte ein Bestandteil im 360°-Verfahren.

Der kompetenzorientierte Ansatz bei 360°-Beurteilungen beruht auf der Ausgewogenheit aller Schlüsselqualifikationen und berücksichtigt somit soziale, methodische und fachliche Kompetenzbereiche.

Fragebögen gestalten

Die Schwierigkeit bei der Festlegung der Beurteilungsfragen besteht darin, die für das Unternehmen und die Mitarbeiter wichtigen Kompetenzen zu definieren. Generell bieten sich hier zwei Möglichkeiten. Die Kompetenzbereiche können einerseits speziell auf bestimmte Berufsgruppen oder Hierarchieebenen wie beispielsweise Teamleitungen, Fachkräfte und Hilfskräfte abgestimmt werden. Die andere Möglichkeit besteht darin, für das gesamte Unternehmen einheitliche Kompetenzbereiche zu definieren, die gleichermaßen zur Beurteilung von Führungskräften und Küchenhilfen herangezogen werden können. In der Praxis hat sich eine **Mischform** als sinnvoll und aussagekräftig erwiesen. Es gibt Kompetenzen, die für alle Mitarbeiter gleichermaßen wichtig sind und es gibt Kompetenzbereiche, die nur für wenige Stellen relevant sind. Beispielsweise können spezielle Führungskompetenzen definiert werden, die dann ergänzend zum allgemeinen Kompetenzbereich ausschließlich auf der Führungsebene Anwendung finden. Dadurch können spezielle **Positionsanforderungen** ausreichend erfasst werden.

Verhaltensweisen definieren

Die Entwicklung der Beurteilungsfragen beginnt mit der inhaltlichen Auseinandersetzung, welche Schlüsselqualifikationen für die jeweilige Einrichtung von Bedeutung sind. Dabei sollte immer die persönliche Entwicklung der Mitarbeiter im Vordergrund stehen. Die für die Einrichtung wichtigen Verhaltensweisen, die sich aus den Schlüsselqualifikationen ergeben, sind eng verbunden mit der **Zielsetzung** und mit den **Leitgedanken** der Einrichtung. Soll beispielsweise eine Führungskraft das Verhalten „beteiligt Mitarbeiter" aufweisen, spiegelt diese gewünschte Verhaltensweise durchaus die Zielsetzung der Einrichtung bezüglich der Mitarbeiterführung wider. Daraus ergibt sich aber auch, dass die Verhaltensweisen sehr genau überprüft werden müssen, ob diese mit der Zielsetzung konform gehen oder ob **Widersprüche** bestehen. Wird die eben genannte Verhaltensweise in der Beurteilung aufgeführt und steht diese gleichzeitig im Widerspruch zum gelebten Führungssystem, trägt dies nicht zur persönlichen Weiterentwicklung bei, sondern ist schlichtweg als unfair zu betrachten.

In dieser **Erarbeitungsphase** trägt die Projektgruppe alle gewünschten Verhaltensweisen zusammen, die sie für das Unternehmen als wichtig erachtet. Zudem muss festgelegt werden, ob mit einheitlichen oder unterschiedlichen Fragebögen gearbeitet werden soll. Bei unterschiedlichen Fragebögen muss festgelegt werden, welche Kompetenzen allgemeine Gültigkeit haben und welche Kompetenzen lediglich für bestimmte Positionen relevant sein sollen wie beispielsweise der Kompetenzbereich „Mitarbeiterführung".

Am Ende dieser Phase sollte eine abschließende Überprüfung stattfinden, ob soziale, methodische und fachliche Kompetenzen ausgewogen berücksichtigt wurden und sich dazu eignen, den Entwicklungsprozess von Mitarbeitern aufzuzeigen.

Beispiele für gewünschte Verhaltensweisen:

- setzt Ressourcen richtig ein
- erkennt Leistungen anderer an
- organisiert und plant die Tätigkeiten
- unterstützt Andere
- arbeitet zielgerichtet

- Kommunikationsfähigkeit (wirkt sich z.B. in vielen Bereichen aus)
- fördert die Zusammenarbeit
- berücksichtigt Kundenwünsche
- ist zuverlässig
- zeigt Respekt
- motiviert Andere
- leitet Informationen sach- und fachgerecht weiter.

3

Gruppen bilden

Im nächsten Schritt werden die gesammelten Verhaltensweisen gebündelt. Hierzu werden ähnliche Verhaltensweisen in Obergruppen zusammengefasst; diese Verhaltensgruppen werden auch als **Kompetenzbereiche** (☞ Tab. 8) bezeichnet.

Kompetenzbereich „Zusammenarbeit im Team"	Kompetenzbereich „Organisation"	Kompetenzbereich „Kommunikation"
• erkennt Leistungen anderer an • unterstützt Andere • fördert Kommunikation • fördert die Zusammenarbeit • ist zuverlässig • motiviert Andere • zeigt Verantwortung • zeigt Respekt	• setzt Ressourcen richtig ein • organisiert und plant die Tätigkeiten • arbeitet zielgerichtet • berücksichtigt Kundenwünsche	• spricht verständlich • zeigt Respekt • leitet Informationen sach- und fachgerecht weiter • kommuniziert abteilungsübergreifend

Tab. 8: Beispiele für Kompetenzbereiche und Verhaltensweisen

Durch diese Bündelung kann bei unterschiedlichen Fragebögen auf jeweils relevante Kompetenzreihen zurückgegriffen werden. Bei dieser Zuordnung geschieht es häufig, dass einzelne Verhaltensweisen gleichzeitig in mehreren Kompetenzbereichen auftreten. Dies liegt

daran, dass beispielsweise kommunikative Verhaltensweisen sowohl für den Bereich „Kommunikation“, „Führung“ als auch „Zusammenarbeit im Team“ äußerst wichtig sind. Um eine eindeutige Beurteilung dieser kommunikativen Verhaltensweisen zu ermöglichen, sollten diese im nächsten Schritt inhaltlich beschrieben werden.
Zudem wird durch die Bildung von Kompetenzgruppen sehr gut deutlich, in welchen Kompetenzbereichen **Ergänzungen** notwendig sind. Oftmals fällt erst durch die Bildung dieser Kompetenzbereiche auf, welche wichtigen Verhaltensweisen in der Vergangenheit nicht berücksichtigt wurden.

Verhaltensweisen beschreiben

Nachdem die gewünschten Verhaltensweisen ermittelt und in Kompetenzbereiche zusammengefasst wurden, müssen die einzelnen Verhaltensweisen inhaltlich beschrieben werden (☞ Tab. 9). Dies ist notwendig, damit alle am Beurteilungsverfahren beteiligten Personen ganz genau einschätzen können, was unter der jeweiligen Verhaltensweise zu verstehen ist. Nur dadurch kann sichergestellt werden, dass bei der Beurteilung alle bewertenden Mitarbeiter vom gleichen **Sachverhalt** ausgehen. Dies ist eine Grundvoraussetzung für ein effektives Beurteilungsverfahren.
Die Herausforderung in dieser Entwicklungsphase besteht eindeutig darin, die Verhaltensweisen noch einmal auf ihre **Vollständigkeit** und ihren **Inhalt** zu überprüfen, alte Kompetenzbereiche zu überarbeiten, neue Kompetenzbereiche zu bilden und die gewünschten Verhaltensweisen für alle Mitarbeiter klar und verständlich zu beschreiben. Beispielsweise legt die Projektgruppe nun fest, dass alle kundenbezogenen Verhaltensweisen zu einem eigenen Kompetenzbereich zusammengefasst werden und deshalb die Verhaltensweise „Kundenwünsche berücksichtigen“ aus dem Kompetenzbereich „Organisation“ herausgenommen werden sollte. Oder es wird augenfällig, dass die Verhaltensweise „setzt Ressourcen richtig ein“ sich auch auf den richtigen Einsatz von Hilfsmitteln beziehen könnte, was bisher noch überhaupt nicht berücksichtigt wurde.

3

Kompetenzbereich „Zusammenarbeit im Team"	
zeigt Respekt	behandelt jedes Teammitglied ungeachtet seiner Position und seines Ausbildungsstandes respektvoll und freundlich
fördert Kommunikation	zeigt Gesprächsbereitschaft, hört aktiv zu und unterbricht sein Gegenüber nicht
Kompetenzbereich „Organisation"	
setzt Ressourcen richtig ein	setzt Arbeitsmaterialien überlegt ein, vermeidet Verschwendung, bezieht wirtschaftliche Erwägungen bei der Auswahl von Materialien mit ein
berücksichtigt Kundenwünsche	bezieht individuelle Kundenwünsche in den Arbeitsablauf mit ein, versucht diese zu berücksichtigen
Kompetenzbereich „Kommunikation"	
ist gut verständlich	verwendet Wörter und Begriffe, die alle verstehen, drückt sich klar aus
kommuniziert teamübergreifend	nimmt an relevanten Besprechungen, Übungen und Veranstaltungen mit anderen Teams teil, geht offen auf andere Teams zu, leitet Informationen zuverlässig weiter
Kompetenzbereich „Kundenorientierung"	
hält Kontakt zu Angehörigen	geht offen auf diese zu, sucht den Kontakt und bezieht sie in die Versorgungssituation aktiv mit ein
unterstützt das Beschwerdemanagementsystem	kennt seine Aufgaben bezüglich des BMS, nimmt Beschwerden konstruktiv entgegen und bzw. oder leitet diese weiter

Tab. 9: Beispiele für mögliche Beschreibungen einzelner Verhaltensweisen

■ Umfang der Fragebögen

Die Beurteilungsbögen sollten grundsätzlich so konzipiert sein, dass die bewertenden Mitarbeiter nicht länger als 15-25 Minuten pro Beurteilung benötigen. Durchschnittlich können pro Minute ungefähr zwei bis drei Fragen beantwortet werden. Daraus ergibt sich eine Gesamtanzahl von ca. 60 Fragen pro Beurteilung. Um den Zeitaufwand und die Verständlichkeit der Fragen genauer einschätzen zu können, sollte die Projektgruppe vor Einführungsbeginn einen **Testlauf** starten. Hierzu können die Beurteilungsfragen beispielsweise Freunden oder Kollegen vorgelegt werden. Diese sollen dann eine fiktive Beurteilung vornehmen und die dafür benötigte Zeit sowie Verständnisfragen notieren. Hierdurch erhält die Projektgruppe wichtige Hinweise zur Gestaltung und die **Praxistauglichkeit** ihres Fragebogens.

Bewertungssystem

Für die erfolgreiche Umsetzung der 360°-Beurteilung ist auch das Bewertungssystem entscheidend. Dieses muss sicherstellen, dass die erhobenen Informationen so dargestellt werden können, dass der individuelle Entwicklungsbedarf des Einzelnen sichtbar wird. Am besten eignen sich hierzu sogenannte **10-Punkte-Skalen.** Diese bieten den beurteilenden Mitarbeitern angemessene Auswahlmöglichkeiten und stellen gleichzeitig sicher, dass auch die Ergebnisse aussagekräftig visualisiert werden können (☞ Tab. 10).

Punkte	Kurzbeschreibung	Detailbeschreibung
0		Die Verhaltensweise wird überhaupt nicht festgestellt.
1-2	schwach	Die Person bleibt hinter den gewünschten Verhaltensweisen deutlich zurück.
3-4	mäßig	Die Person zeigt teilweise einige Beschreibungsmerkmale.
5-6	gut	Die Person zeigt kontinuierlich einen Großteil der Verhaltenskriterien.
7-8	sehr gut	Die Person zeigt die meisten Verhaltenskriterien kontinuierlich und übertrifft einige Kriterien teilweise.
9-10	hervorragend	Die Person erfüllt kontinuierlich alle Verhaltenskriterien und übertrifft diese deutlich.

Tab. 10: Definition der 10-Punkte-Skala

Bei diesem Bewertungsverfahren können die beurteilenden Mitarbeiter auf einer Skala von eins bis zehn angeben, wie sie die einzelnen Verhaltensweisen bei dem jeweils zu beurteilenden Mitarbeiter bewerten. Um möglichst wenig **Interpretationsspielraum** zu bieten, sollten auch diese Punkte unbedingt wieder in ihrer Bedeutung beschrieben werden. Diese Legende sollte dann grundsätzlich als fester Bestandteil auf dem Beurteilungsbogen eingefügt und allen Mitarbeitern zugänglich gemacht werden.

Tipps für die Praxis

- Die Mitarbeiter schon frühzeitig in die Konzeptentwicklung und die konkrete Umsetzung mit einbeziehen.
- Den Mitarbeitern kontinuierlich verdeutlichen, welche Schwerpunkte die Rund-um-Beurteilung hat und welche Zielsetzung sie verfolgt.
- Sicherstellen, dass auch die Leitungsebene in der Projektgruppe vertreten ist und eigene Vorstellungen mit einbringen kann.
- Deutlich machen und schriftlich formulieren, welche Vorgaben von Seiten der Leitungsebene gemacht werden. Sollen beispielsweise die Umfragezeiten begrenzt werden, muss dies der Projektgruppe bereits von Beginn an bekannt sein.
- Darauf achten, dass im Rahmen der Projektgruppe die Hierarchieposition der einzelnen Beteiligten sich nicht negativ auf die anderen Projektmitglieder auswirkt.
- Anhand von Stichproben überprüfen, ob die beschriebenen Verhaltensweisen von den anderen Mitarbeitern tatsächlich eindeutig und klar nachvollzogen werden.
- Sicherstellen, dass das Bewertungssystem einheitlich verstanden und verwendet wird.
- Darauf achten, dass keine Fremdwörter oder berufsspezifischen Fachausdrücke verwendet werden.

3.3.3 Durchführung und Auswertung von Beurteilungen

Bei 360°-Verfahren wird die Beurteilung eines Mitarbeiters von mehreren Personen gleichzeitig vorgenommen. Dieses **Bewertungs-**

team muss zum direkten Arbeitsumfeld des zu Beurteilenden gehören. Nur so kann sichergestellt werden, dass die Informationen realistisch erhoben werden können und eine verlässliche Grundlage für die sich anschließende Auswertung liefern.

Bewertende Mitarbeiter

Generell sollten nicht mehr als maximal fünf bis sechs Personen an einer Beurteilung beteiligt sein. Bei der **Auswahl** der Bewertenden ist unbedingt darauf zu achten, dass sowohl gleichgestellte Fachkräfte, unterstellte Hilfskräfte als auch überstellte Führungskräfte zum Kreise der Beurteilenden gehören. In kleinen Teams ist die Anzahl der Personen im direkten Arbeitsumfeld teilweise so gering, dass mehr als sechs Bewertungsmitarbeiter nicht gefunden werden könnten. Doch auch in großen Teams sollten nicht mehr als sechs Personen die Bewertungen vornehmen, weil durch die Erweiterung des Bewertungsteams nicht automatisch mehr Informationen erhoben werden, sondern es lediglich gehäuft zu **Doppelnennungen** kommt. Die Entscheidung darüber, welche Mitarbeiter die Bewertungen vornehmen sollen, obliegt in aller Regel dem Mitarbeiter selbst. Das Grundprinzip, dass alle Hierarchieebenen im Bewertungsteam vertreten sind, muss bei der Auswahl jedoch immer beachtet werden. Es ist beispielsweise nicht möglich, die Führungskraft auszuschließen. Das Auswahlverfahren kann insofern erweitert werden, dass die Führungskraft jederzeit von ihrem Recht Gebrauch machen kann, einen zusätzlichen Mitarbeiter für die Bewertung zu bestimmen.
Generell sollten auch die für das Bewertungsverfahren ausgewählten Mitarbeiter im **Einzelfall** die Möglichkeit haben, ihre Teilnahme zu verweigern, wenn sie selbst das Gefühl haben, die Situation nicht ausreichend beurteilen zu können.

Häufigkeit und Umfang

Die 360°-Beurteilungen müssen unbedingt **regelmäßig** durchgeführt werden. Hier erweist sich ein zeitlicher Abstand von 10-18 Monaten als sinnvoll. Der Zeitabstand sollte immer so gewählt wer-

3

den, dass Entwicklungsmaßnahmen zwischenzeitlich geplant und durchgeführt werden können. Der Bewertungszeitraum sollte dabei für das gesamte Unternehmen einheitlich festgelegt werden. Er richtet sich nach der Größe der Einrichtung und der Anzahl der Beurteilungen. Beispielsweise müssen alle Beurteilungen innerhalb von vier, sechs oder acht Wochen durchgeführt werden. Der **Zeitkorridor** sollte mit Anfangs- und Enddatum genau vorgegeben werden. Der **Zeitaufwand** für die Durchführung aller Beurteilungen lässt sich durch die Anzahl der Beurteilungsfragen und die Anzahl der Bewertungsmitglieder ermitteln und stellt sich somit in jeder Einrichtung unterschiedlich dar. Grundsätzlich sollte schon vor der Einführung der 360°-Beurteilungen der maximal mögliche Zeitaufwand errechnet werden. Der sich daraus ergebende Richtwert kann beispielsweise schon bei der Gestaltung der Fragebögen berücksichtigt werden. Die grobe Berechnung der reinen Durchführungszeit könnte dabei wie in Tabelle 11 dargestellt aussehen. Um auf praxisbedingte Schwankungen reagieren zu können, sollte jedoch grundsätzlich eine Pufferzeit von fünf bis zehn Prozent zusätzlich veranschlagt werden. Zeiteinsparungen an der falschen Stelle führen nicht selten dazu, dass der Sinn von 360°-Beurteilungen gefährdet wird. Ist dies der Fall, sollte das Unternehmen lieber gänzlich auf 360°-Beurteilungen verzichten. Das Unternehmen hat dann einerseits zwar nicht die Vorteile dieses Systems, aber andererseits auch nicht die Nachteile eines gescheiterten Versuchs.

Anzahl der Mitarbeiter: 50	durchschnittliche Anzahl der Mitarbeiter im Bewertungsteam: fünf Personen	Fragenbogenzeit: 20 Minuten (0,33 Stunden)
50 (Mitarbeiter) × 0,33 (Stunde) × 5 (Personen) = 83,33 Stunden pro Beurteilungsintervall (ohne Auswertung und Entwicklungsgespräch)		

Tab. 11: Berechnung der reinen Durchführungszeit

Vor Einführungsbeginn sollten sich alle Unternehmen bewusst machen, dass die Durchführung von 360°-Beurteilungssystemen regelmäßig Zeit in Anspruch nimmt.

Datenaufbereitung

Die Datenauswertung kann unterschiedlich erfolgen. Es können spezielle EDV-Programme verwendet werden, die sämtliche Informationen **statistisch** verwerten und visualisieren. Bei diesen Programmen ist sichergestellt, dass alle fehlerhaften Informationen erfasst und ausgeschaltet werden. Die Anschaffung solcher Programme ist allerdings wieder mit erneuten Kosten verbunden, was sich gerade kleinere Einrichtungen selten leisten können. Der Vorteil solcher Programme besteht in der Genauigkeit der statistischen Datenauswertung. Wird die 360° -Beurteilung nicht zur Leistungsbemessung und Gehaltsentscheidung eingesetzt, sondern im Rahmen der Teamarbeit zur Verhaltensbewertung und Entwicklungsförderung, können die Einrichtungen auf diese Programme eher verzichten und informelle Bewertungssysteme einführen. Hierzu können mit einfachen **Tabellenkalkulationsprogrammen** ebenfalls Daten erfasst werden. Die Auswertung der Daten erfolgt dann, indem die einzelnen Bewertungen zusammengetragen und visualisiert werden. Beispielsweise können die Daten in Form von Balkendiagrammen aufbereitet werden. Aus dem abgebildeten Diagramm (☞ Abb. 7) kann man entnehmen, dass der Mitarbeiter in den Bereichen der Fragen 1 bis 3 gute Leistungen zeigt und im Bereich von Frage 4 das Bewertungsteam nur mäßige Fähigkeiten sieht. Einige Einrichtungen errechnen auch die durchschnittliche Punktzahl zu jeder Frage und visualisieren diese in Form von Diagrammen. Dies kann allerdings zu gravierenden **Fehlinterpretationen** führen, da ohne entsprechende statistische Software beispielsweise keine Ausreißer wie Mitarbeiter Nr. 5 erfasst werden können. Bei dieser Vorgehensweise können demnach Mitarbeiter mit herausragenden Fähigkeiten aufgrund eines einzelnen Ausreißers eine unverhältnismäßig schlechte

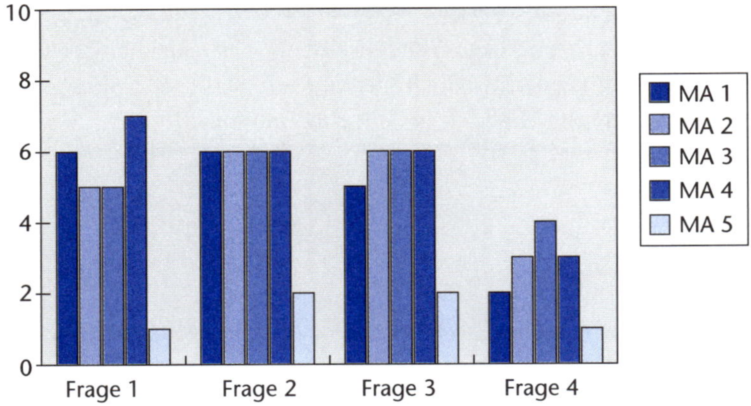

Abb. 7: Fragenbezogene Bewertung durch fünf Mitarbeiter (MA)

Gesamtbeurteilung erhalten, wenn der reine Durchschnittswert genommen wird. Für diese Vorgehensweise sollten entsprechende EDV-Programme verwendet werden.

Auswertungsverfahren

Es wird viel darüber diskutiert, wer die Auswertung der Beurteilungen im Unternehmen vornehmen sollte. Entsprechend existieren diesbezüglich auch vielfältige Methoden in der Praxis. Welche Methode sinnvoll ist, hängt von der jeweiligen Einrichtung ab. Im klassischen Beurteilungsverfahren übernimmt die Führungskraft die Beurteilung, die Auswertung sowie die Rückmeldung an den beurteilten Mitarbeiter. Im 360°-Verfahren wird die Beurteilung von einem **Beurteilungsteam** durchgeführt und auch das Auswertungsverfahren entspricht nicht der Vorgehensweise von klassischen Beurteilungssystemen.

Größere Einrichtungen, die beispielsweise auch spezielle Software zur Datenaufbereitung verwenden, lagern die Datenauswertung teilweise aus. Spezielle Firmen werten die Daten aus und schreiben einen abschließenden Beurteilungsbericht. Dieser geht dann der Führungskraft und dem beurteilten Mitarbeiter zu. Anschließend führen Vorgesetzte und Mitarbeiter ein Entwicklungsgespräch auf der Basis der zur Verfügung gestellten Daten. Eine weitere Möglichkeit

besteht darin, die Datenauswertung und Berichterstattung im Hause von einem Projektteam oder von Mitarbeitern der Personalabteilung durchführen zu lassen.
Kleinere Einrichtungen verfügen in aller Regel aber weder über eine spezielle Software noch über eine eigene Personalabteilung. Die informelle Auswertung bedarf daher etwas mehr Kreativität, wobei immer die damit verbundenen Gefahrenquellen berücksichtigt werden müssen. Möglich wäre beispielsweise, dass die mit der Entwicklung beauftragte Projektgruppe die Auswertung und Berichterstattung übernimmt und die zuständige Führungskraft das sich anschließende Entwicklungsgespräch führt. Der Vorteil bei dieser Vorgehensweise ist, dass die Auswertung von einer weitgehend neutralen und nicht von einer vorgesetzten Stelle durchgeführt wird. Dadurch wird eine Trennung zwischen Datenauswertung und Entwicklungsgespräch ermöglicht.
Eine andere Möglichkeit besteht darin, dass sowohl die Auswertung und Berichterstellung als auch das Entwicklungsgespräch von einer Führungskraft übernommen wird. Bei dieser Variante ist somit keine **Trennung** zwischen Datenauswertung und Entwicklungsgespräch vorgesehen. Deshalb haben die Mitarbeiter bei dieser Vorgehensweise auch oftmals das Gefühl, dass die Führungskraft „eben doch noch der Chef bei der Beurteilung ist“. Diese Bedenken können sich auf die **Qualität** und die **Ehrlichkeit** der Bewertungen negativ auswirken, wodurch das gesamte Beurteilungssystem in Mitleidenschaft gezogen wird.

Ergebnisbericht

Die abschließende Bewertung erfolgt in Form eines Berichts, der die unterschiedlichen Bewertungen zusammenfasst. Der Bericht sollte so formuliert sein, dass der beurteilte Mitarbeiter keine **Rückschlüsse** darauf ziehen kann, welche Person ihm wie viel Punkte gegeben hat. Er sollte so geschrieben sein, dass die Mitarbeiter ihn nachvollziehen können. Die gewählten Formulierungen sollten deshalb klar, leicht verständlich und zugleich präzise sein. Zudem muss darauf geachtet werden, dass die Rückmeldungen konstruktiv, respektvoll und vor allen Dingen aussagekräftig formuliert sind. Dies

ist besonders wichtig, weil der Bericht dem beurteilten Mitarbeiter in **Schriftform** ausgehändigt wird und die Grundlage für das sich anschließende Entwicklungsgespräch darstellt. Der Bericht wird von dem auswertenden Mitarbeiter erstellt. Es muss darauf geachtet werden, dass dieser auch über entsprechende Sachkenntnisse verfügt und sich zudem in Wort und Schrift sehr gut verständlich machen kann. Es müssen auf jeden Fall Konflikte und Missverständnisse vermieden werden, die schon auf eine mangelhafte **Ausdrucksweise** im Bewertungsbericht zurückzuführen sind.
Aus dem Bericht sollte eindeutig und umfassend hervorgehen, welche die **Stärken** des Mitarbeiters sind und in welchen Bereichen **Entwicklungsbedarf** besteht. Hierzu muss nicht zu jeder Verhaltensweise einzeln Stellung genommen werden, sondern es genügt in aller Regel, die Kompetenzbereiche zusammenfassend darzustellen.

■ Entwicklungsgespräch

Der Beurteilungsbericht geht dem beurteilten Mitarbeiter und der Führungskraft zu. Beide sollten vor dem Entwicklungsgespräch ausreichend Zeit zur Verfügung haben, um sich mit dem Bericht inhaltlich auseinander setzen zu können. Häufig verläuft das Entwicklungsgespräch konstruktiver, wenn die Führungskraft nur das Gespräch führt und nicht die Datenauswertung und Berichtserstellung vornimmt. Das **Feedback-Gespräch** wird dann meistens besser vom Mitarbeiter angenommen, was sich günstig auf den Entwicklungsprozess auswirkt.
Der Beurteilungsbericht zeigt die persönlichen Stärken und Schwächen des Mitarbeiters auf. Leider werden bei diesen Gesprächen häufig nur die Schwächen thematisiert. Im Rahmen der Teamentwicklung sind jedoch gerade auch die Stärken des Einzelnen von großer Bedeutung und sollten im Entwicklungsgespräch gleichberechtigt mit den Schwächen und ebenso zielgerichtet behandelt werden. In dem Gespräch wird gemeinsam erörtert, welche Möglichkeiten der persönlichen Weiterentwicklung aus der Sicht des Mitarbeiters und der Führungskraft notwendig und sinnvoll sind. Dabei werden sogenannte **Entwicklungspläne** erarbeitet, die für jeden Mitarbeiter unterschiedliche Entwicklungsmaßnahmen wie beispiels-

weise spezielle Fortbildungen oder Hospitationen enthalten (☞ 3.2). Die Beurteilungsergebnisse können auch Hinweise darüber geben, welche Entwicklungsmaßnahmen für das gesamte Team sinnvoll wären.

Zudem sollte das Entwicklungsgespräch im Rahmen der 360°-Beurteilung auch mit dem **Zielvereinbarungssystem** verbunden werden (☞ 2.3.2). Haben sich beispielsweise Schwächen im Bereich der Kundenorientierung herausgestellt, können diesbezüglich Individualziele vereinbart werden. Der Zielerreichungsprozess wird durch den individuellen Entwicklungsplan des Mitarbeiters unterstützt und die qualitative Überprüfung der Zielerreichung ergibt sich dann aus dem Ergebnis der nächsten 360°-Beurteilung (☞ 2.3.3).

Tipps für die Praxis

- Die minimale und maximale Anzahl der bewertenden Mitarbeiter pro Beurteilung im Unternehmen einheitlich festgelegen.
- Den Zeitkorridor für die Durchführung der Beurteilungen ebenfalls für das gesamte Unternehmen einheitlich festgelegen.
- Anhand der Zielsetzung und des Anwendungsbereiches überprüfen, welches Auswertungsverfahren für die Einrichtung am sinnvollsten ist.
- Festlegen, wie viel Zeit zwischen dem Zugang des Beurteilungsberichts und dem Entwicklungsgespräch liegen sollte.
- Bildungsmaßnahmen im Bereich Kommunikation und Feedback anbieten; sie tragen erheblich dazu bei, dass die Beteiligten den Verlauf des Entwicklungsgesprächs positiv gestalten können.

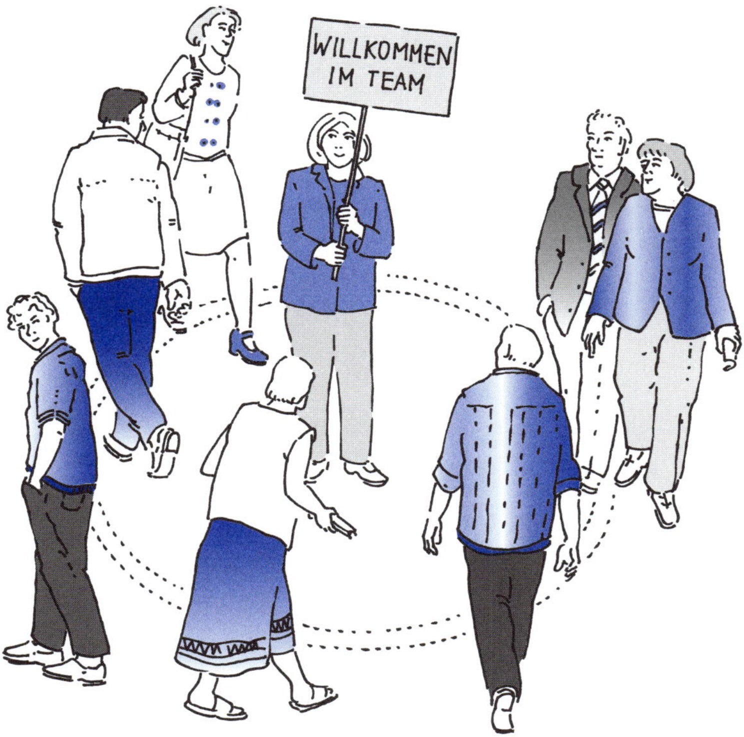

4

Phase 1 –
Die Orientierungsphase

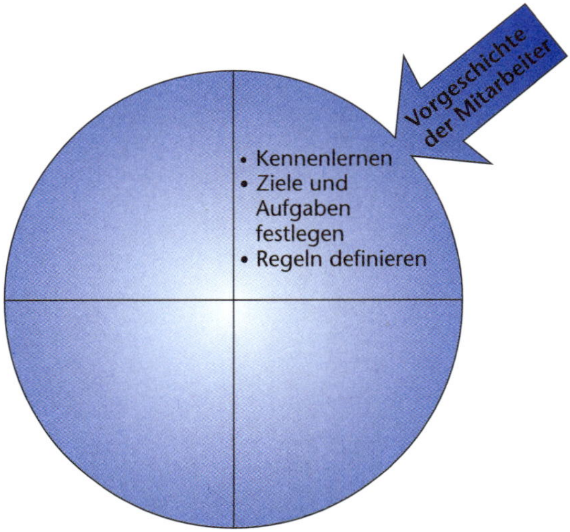

Abb. 8: Die erste Phase in der Teamentwicklung

4

Die erste Phase in der Teamentwicklung ist die Orientierungsphase (☞ Abb. 8), auch Test-, Zugehörigkeits- oder Forming-Phase genannt. Sie stellt den Anfang der Teamentwicklung dar und ist von besonderer Bedeutung, wenn:

- ein Team völlig neu gebildet wird, beispielsweise ein neuer Wohnbereich entstanden ist oder eine temporäre Gruppe, z. B. eine Projektgruppe, gegründet wird
- eine Veränderung im Team vorgenommen wird wie beispielsweise das Hinzukommen eines neuen Mitarbeiters oder der Wechsel des Teamleiters
- sich die Zielsetzung deutlich verändert und damit in bereits etablierte Arbeitsstrukturen eingegriffen wird.

In der Forming-Phase geht es vorrangig darum, sich in dem neuen oder veränderten Team zu orientieren (daher auch Orientierungsphase) und den neuen Zusammenschluss „zu testen" (daher auch Testphase). Es geht darum, die anderen einzuschätzen, sich ein Bild von ihnen zu machen, seine eigene Position im Team zu finden und die Verhaltenweisen der anderen Teilnehmer zu erkennen und zu akzeptieren. Zudem gehen die Teammitglieder auf die Suche nach **Gemeinsamkeiten** und **Gegensätzlichkeiten** und knüpfen erste, vorerst noch lockere Verbindungen zueinander.

4.1 Individuelle Erfahrungen vor Eintritt in ein neues Team

Fallbeispiel

Die Pflegefachkraft, Frau Sommer, arbeitet seit drei Jahren im Wohnbereich A. Sie kennt alle Bewohner und Angehörigen, ist mit den Abläufen bestens vertraut und versteht sich wirklich gut mit ihren Arbeitskollegen. Die Pflegedienstleitung hat nun den Mitarbeitern des Wohnbereichs A eröffnet, dass Frau Sommer ab dem kommenden Monat auf den Wohnbereich D versetzt wird. Dies sei dringend notwendig, da die Fachkraftquote dort nicht ausreichend sei und der Wohnbereich A im Gegensatz zum Wohnbereich D mit Fachkräften gut ausgestattet ist. Bis jetzt würde allerdings noch nicht feststehen, ob dies eine vorübergehende oder eine dauerhafte Lösung ist.

Die Mitarbeiter vom Wohnbereich A, vor allem Frau Sommer, wehren sich heftig gegen dieses „Auseinanderreißen des Teams" und müssen missgestimmt zur Kenntnis nehmen, dass die Entscheidung dennoch wirksam durchgesetzt wird. Frau Sommer ist nachhaltig empört über diese „Zwangsversetzung" und beginnt ihren ersten Arbeitstag im neuen Wohnbereich nur widerwillig, was sich schon vorher im Haus herumgesprochen hat und auch dem neuen Teams seit kurzem bekannt ist.

Das Fallbeispiel macht deutlich, dass die Art und Weise der Zusammenarbeit, z. B. auch der Start in ein neues Team, bereits durch die individuelle **Vorgeschichte** des einzelnen Mitarbeiters beeinflusst wird. In diesem Fall ist es die Zwangsversetzung durch die Pflegedienstleitung, die Frau Sommer empört hat und sich auf die Zusammenarbeit in dem neuen Team bereits in der nun stattfindenden Orientierungsphase negativ auswirken kann.

Späte Auswirkungen

Generell hat jedes Teammitglied schon außerhalb des aktuellen Teams, also bereits vor dem ersten Zusammentreffen mit den anderen Teammitgliedern, seine individuellen Erfahrungen in der Zusammenarbeit mit anderen Menschen gesammelt. Diese sowohl positiven wie auch negativen Erfahrungen werden von den einzelnen Mitgliedern in das **„aktuelle" Team** mit eingebracht und beeinflussen auch die Art und Weise der Zusammenarbeit innerhalb des Teams. Der Beginn der Teamentwicklung ist also eng mit der Vorgeschichte der einzelnen Teammitglieder verbunden, weshalb diese hinreichend aufgeklärt und berücksichtigt werden muss.

4

Äußere Einflussfaktoren und Verhaltensweisen von Mitarbeitern, die sich auf die Teamarbeit auswirken, müssen nicht zwangsläufig erst in der Orientierungsphase entstehen. Es kann vorkommen, dass Einflussfaktoren bereits lange vor dem ersten Zusammentreffen mit den anderen Teammitgliedern angelegt sind und sich erst in der Orientierungsphase auszuwirken beginnen.

Temporäre Teams

Auch bei Teams, die nur zeitweise zusammenarbeiten, wie beispielsweise im Rahmen eines Projekts oder in einem Qualitätszirkel, kann die persönliche **Vorgeschichte** der einzelnen Teammitglieder erheblich die Zusammenarbeit beeinflussen. Dies kann sich bereits zu Beginn der Zusammenarbeit, also in der Orientierungsphase, zeigen und ist bei temporären Teams von besonderer Bedeutung. Bei diesen gestaltet sich die Auseinandersetzung und das erste Kennenlernen in der Orientierungsphase teilweise schwieriger, da die Zusammenarbeit meist in größeren zeitlichen Abständen erfolgt und der Umfang der gemeinsam verbrachten Zeit regelmäßig geringer ist als bei dauerhaften Teams.

Neben den zwischenmenschlichen Erfahrungen im Umgang miteinander, kann es für den Beginn einer Projektgruppe zudem von entscheidender Bedeutung sein, ob sich beispielsweise die Teammitglieder **freiwillig** für die Teilnahme entschieden haben oder ob einem Teammitglied aufgrund von **Sachzwängen,** wie zum Beispiel eine besondere Qualifizierung, die Teilnahme vom Vorgesetzten angeordnet wurde. Dies soll nicht bedeuten, dass es nicht vorkommen kann, dass ein wirklich notwendiger Mitarbeiter, der nicht in einer Projektgruppe mitarbeiten möchte, nicht zur Teilnahme verpflichtet werden darf. Vielmehr geht es darum, sich die vielleicht dadurch drohenden Schwierigkeiten in der Zusammenarbeit bewusst zu machen, statt sie, wie so oft üblich, zu ignorieren oder zu unterdrücken. Deshalb sollte dies von Beginn an offen mit dem jeweiligen Mitarbeiter und auch mit dem Team thematisiert werden. Viele Mitarbeiter fühlen sich besser und können innere Widerstände gegen das Team abbauen, wenn sie die Möglichkeit haben, sich diesem mitzuteilen und **Verständnis** für die Situation von den Kollegen zu erfahren. Gleichzeitig kann das Team den Einzelnen unterstützen, indem es beispielsweise Möglichkeiten der Arbeitsentlastung entwickelt, wenn der Widerwille zur Teilnahme in der momentanen Arbeitsüberlastung des Mitarbeiters begründet ist.

Rollenkonflikte

Fallbeispiel

Frau Stewens arbeitet auf Station B und hat sich freiwillig zur Teilnahme an der Projektgruppe „Pflegevisite" gemeldet. Das Projektteam soll ein Konzept zur Entwicklung und Etablierung der Pflegevisite auf allen Pflegebereichen erstellen. Sie selbst ist anfänglich begeistert von der Idee und freut sich auf die Teilnahme. Das übrige Team reagiert jedoch allein auf den Gedanken, dass eine Pflegevisite eingeführt werden soll, damit die Pflegekräfte noch mehr kontrolliert werden können, sehr ablehnend und zeigen dies deutlich gegenüber Frau Stewens. Halb scherzhaft und halb ernst wird sogar manchmal die Frage geäußert, auf „wessen Seite" sie denn stehe.

4

Bei temporären Teams sollte immer berücksichtigt werden, dass die einzelnen Teammitglieder sich zwar in der Projektgruppe neu finden müssen, aber bereits aus einem anderen, dauerhaften **Stammteam** kommen, das manchmal auch „ihren Delegierten" gewisse Erwartungen, Zwänge oder Aufträge mit „auf den Weg" gibt. Dadurch können schon zu Beginn der Zusammenarbeit innerhalb des Projektteams indirekt Beeinflussungen auftreten. In dem Fallbeispiel befindet sich Frau Stewens in einem **Rollenkonflikt** und muss eine Lösung dafür finden, wie sie auch aus Eigeninteresse, die Wünsche des Stammteams vertreten kann, ohne dabei das Ziel des Projektteams zu gefährden. Um einen solchen Konflikt aufdecken zu können, müssen bereits in den ersten Sitzungen die Erwartungen und die Zielsetzungen jedes einzelnen Mitglieds in Erfahrung gebracht werden.

Teamgeschichte

Fallbeispiel

Der Wohnbereich 5 einer stationären Pflegeeinrichtung bekommt im nächsten Monat eine neue, frisch examinierte Mitarbeiterin. Diese Pflegekraft ist dann schon die dritte „Neue" in acht Monaten, da die letzten beiden Pflegekräfte während der Probezeit entlassen werden mussten. Generell ist das Team zwar über Verstärkung erfreut, steht der neuen Pflegekraft jedoch schon jetzt skeptisch gegenüber, da sie die Ausbildung in der gleichen Einrichtung gemacht hat wie die letzten beiden Pflegekräfte. Das Team befürchtet, dass die „Neue" ebenso schlecht ausgebildet wurde wie die letzten beiden Pflegekräfte. Das Team will es nun mit der „Neuen" versuchen, stellt allerdings gleich zu Beginn klar, dass diese sich erst einmal beweisen muss.

Ebenso wie jeder Mensch eine Vorgeschichte aufweist, haben auch Teams gemeinsame Erfahrungen gesammelt, Höhen und Tiefen durchgestanden und Veränderungen gemeistert. In dem Fallbeispiel hat ein Team schlechte Erfahrungen mit einem bestimmten Ausbildungsinstitut gemacht und überträgt nun diese Erfahrungen auf das neue Teammitglied, ohne das dieses etwas davon ahnt. Aufgrund der

Unkenntnis über die bestehenden Vorurteile kann das neue Teammitglied nichts dazu beitragen, diese zu entkräften.
Die **Teamleitung** hat in dieser Situation die Aufgabe, diese Vorurteile bereits vor Arbeitsantritt mit dem Team zu thematisieren und muss zudem in der Kennenlern-Phase das Thema erneut anbringen, um der neuen Mitarbeiterin die Chance einzuräumen, ablehnende Äußerungen oder einfach die stille Zurückhaltung einzelner Teammitglieder besser einordnen und nachvollziehen zu können.

Tipps für die Praxis

- Die Vorgeschichte der Teammitglieder jederzeit ernst nehmen und in den Entwicklungsprozess mit einbeziehen.
- Werden beispielsweise im Rahmen von Vorstellungsgesprächen persönliche Vorerfahrungen geschildert, diese nicht durch die Teamleitung schon im Vorfeld an das Team weitergeben.
- Als Teamleitung jedoch darauf hinarbeiten, dass genau diese Vorerfahrungen beispielsweise im Rahmen von Teamübungen ausgetauscht werden (☞ 4.3).

4.2 Ein Team zusammenführen

Die Orientierungsphase ist für viele Menschen von Unsicherheit und teilweise auch von sozialer Angst geprägt. Sie ist meist mit dem Ziel verbunden, sich in das Team einzugliedern, um als wichtiges und akzeptiertes Mitglied „dazuzugehören" (daher auch Zugehörigkeitsphase). Der **Teamleiter** spielt in diesen Zeiten der „Unsicherheit" eine große Rolle, obliegt es doch zu einem Großteil ihm, die einzelnen Mitglieder zusammenzuführen, die geeigneten Rahmenbedingungen für das Kennenlernen zu schaffen, die Sachziele zu verfolgen und den Gruppenprozess aktiv zu unterstützen. Oftmals erwarten die Teammitglieder in der Anfangszeit von dem Teamleiter, dass er das Team „straff" führt und ihnen Sicherheit und Anhalt vermittelt.

4.2.1 Vorbereitung künftiger Zusammenarbeit

Um gerade die Anfangszeit in einem Team erfolgreich und für alle Beteiligten zufriedenstellend gestalten zu können, müssen bereits vor dem eigentlichen Kennenlernen und der Arbeitsaufnahme des Teams gezielte Vorbereitungen getroffen werden.

Das Team informieren

4

Bekommt das Team ein neues Mitglied, hat der Teamleiter die Aufgabe, sein Team ausführlich auf das neue Teammitglied vorzubereiten. Beispielsweise müssen die Teammitglieder erfahren, warum das Team vergrößert wird und welche Zielsetzung damit verbunden ist, warum gerade dieser Bewerber ausgewählt wurde, welche Qualifikation und Erfahrung er mitbringt und ob individuelle Absprachen, beispielsweise bezüglich der Arbeitszeitregelung, getroffen wurden. Zudem sollte bereits in der Vorbereitungsphase mit dem Team thematisiert werden, ob und welche **Vorbehalte** oder **Bedenken** gegen das neue Mitglied bestehen, welche Veränderungen gefürchtet werden und wie das Team damit umgehen kann.
Dieser Austausch sollte in den wichtigsten Punkten übrigens auch erfolgen, wenn ein neuer Mitarbeiter zum **Probearbeiten** erscheint. Bei dieser Gelegenheit verschafft sich das potenzielle Teammitglied einen ersten Eindruck von seiner neuen Arbeitsumgebung und seinem zukünftigen Team. Dies sollte in der Lage sein, schon beim Probearbeiten positiv auf den neuen Mitarbeiter zuzugehen und versuchen, ihn für das Team zu gewinnen.
Generell ist die Information des Teams wichtig, weil beispielsweise der Arbeitsplatzwechsel nicht nur eine **Veränderung** für das neue Teammitglied, sondern auch für das bereits bestehende Team darstellt. Das bestehende Team muss immer die Möglichkeit haben, sich gedanklich mit der neuen Teamsituation auseinander setzen zu können. Wird dieser gedanklichen Auseinandersetzung über zukünftig eintretende Veränderungen kein Raum gegeben, kann das Team, wenn es überrumpelt oder vor vollendete Tatsachen gestellt wird, mit sichtbarer Ablehnung auf das neue Teammitglied reagieren. In diesem Fall muss das neue Mitglied die **Versäumnisse** des

Teamleiters ausbaden, was sich mit großer Wahrscheinlichkeit negativ auf die Anfangsphase auswirkt und nicht dazu beiträgt, die Entwicklung des Zugehörigkeitsgefühls zu fördern.
Die langfristige Zielsetzung sollte im Rahmen der Teamarbeit jedoch sein, das Team nicht nur zu informieren, sondern bereits an dem Auswahlverfahren für neue Teammitglieder zu beteiligen.

Mitarbeiter müssen über das Hinzukommen eines neuen Teammitglieds ausreichend informiert werden. Die beste Möglichkeit, einen neuen Mitarbeiter frühzeitig zu integrieren, besteht darin, das Team bereits am Auswahlverfahren zu beteiligen.

Kleine Gesten – große Wirkung

Die Information oder Miteinbeziehung der Mitarbeiter verfolgt neben der Möglichkeit, sich gedanklich und gefühlsmäßig mit der zukünftigen Situation auseinander setzen zu können, noch ein weiteres Ziel. Jeder Mitarbeiter des bestehenden Teams soll sich aktiv daran beteiligen, das neue Teammitglied zu empfangen, und durch individuelle Handlungen signalisieren, dass es **willkommen** ist. Gemeint ist hierbei nicht das strukturierte Vorgehen im Rahmen eines Einarbeitungskonzeptes, sondern die Rede ist von kleinen Gesten mit großer Wirkung, die einfach dazu beitragen sollen, dass sich das neue Teammitglied möglichst schnell wohlfühlt. Grundprinzip ist hierbei, dass beispielsweise das inoffizielle Frühstück zur Begrüßung des neuen Teammitglieds bereits vor Aufnahme der Tätigkeit eingeplant wird und nicht erst Tage später stattfindet, wenn das erste Kennenlernen bereits mehr oder weniger erfolgreich verlaufen ist.
Die nachfolgende Aufzählung „kleiner Gesten“ zeigt mögliche **Beispiele,** wie neue Mitarbeiter in der Einrichtung ein neues Teammitglied von einer anderen Station oder ein neues Mitglied in der Projektgruppe herzlich begrüßen können:

- Der neue Mitarbeiter wird mit einer kleinen Aufmerksamkeit vom Team (nicht vom Haus) empfangen, wie zum Beispiel ein

kleiner Blumenstrauß, ein Buch oder Pralinen. Diese geringen Geldbeträge sind sicherlich von jedem Team aufzubringen.
- Der neue Mitarbeiter weiß, wann das Team die Arbeit aufnimmt und ist auch schon eingeladen, wenn das Team sich inoffiziell bereits zehn Minuten vor Dienstbeginn trifft, um noch gemeinsam vor der Übergabe einen Kaffee zu trinken.
- Beginnt die Dienstzeit immer mit einem gemeinsamen Kaffee, sollte bereits für das neue Teammitglied am ersten Tag eine Tasse bereitstehen; es sollte sie sich nicht holen müssen.
- Sofern Schränke für private Utensilien zur Verfügung gestellt werden, sollten diese bereits bei seiner Ankunft mit seinem Namen versehen sein.
- Die Mitarbeiter des bestehenden Teams sollten den Namen des neuen Teammitglieds kennen.
- Die Mitarbeiter jeder beginnenden Schicht sollten die Initiative ergreifen und auf das neue Teammitglied zugehen und sich vorstellen.
- Findet beispielsweise ein Teamtreffen kurz vor Einstellungsbeginn des neuen Teammitglieds statt, sollte es bereits dazu eingeladen werden.

Der Fantasie des Teams bei der Entwicklung von individuellen Gesten zur Begrüßung neuer Teammitglieder sind keine Grenzen gesetzt. Wichtig ist, dass das Team für sich abklärt, an was es in dieser Situation alles denken und welche individuellen Willkommens-Gesten es leisten will.

Willkommens-Regeln

Um das Verständnis für solche Begrüßungsgesten zu wecken und festzulegen, welche überhaupt für das Team in Frage kommen, eignet sich die **Teamübung** in der Tabelle 12, die in die Fixierung der schriftlichen Teamregeln mündet.

Anwendung	für alle Teams geeignet, jederzeit durchführbar
Ziel	• über eigene Wünsche klar werden • Verständnis fördern • verbindliche Willkommens-Regeln definieren und schriftlich fixieren
Teilnehmer	das gesamte Team
Arbeitsauftrag	Alle Teammitglieder sollen auf Moderationskarten schreiben, wie sie selbst gerne von einem völlig neuen Team begrüßt werden möchten. Karten und dicke Stifte bereithalten Dauer: Die Teilnehmer haben fünf Minuten Zeit.
Hinweise an die Teilnehmer	Es soll nicht berücksichtigt werden, ob die Wünsche zu erfüllen sind oder ob etwas dagegen spricht. Sie sollen einfach darauf „losschreiben". Diese Methode nennt man Brainstorming. Einzelarbeit
Auswertung	gemeinsame Visualisierung im Team: • Vorstellung der Karten-Wünsche • Prioritäten setzen (Jeder Teilnehmer hat dazu drei Klebepunkte zur Verfügung und kann diese nach Belieben verteilen.) • Endauswahl der Gesten und Wünsche für die Begrüßung des neuen Teammitglieds, die das Team umzusetzen derzeit in der Lage ist Visualisierung auf einer Pinnwand oder einem dicken Pappkarton (als Pinnwand), auf dem Tisch oder dem Fußboden Dauer: 20-40 Minuten (je nach Teamgröße und Anzahl der zu besprechenden Karten)
Ergebnis	schriftliche Fixierung der Willkommens-Regeln Einzelarbeit eines Teammitglieds! Dauer: 20-30 Minuten
Feedback	Jedes Teammitglied sollte ein kurzes Feedback abgeben. Beispielsweise kann gefragt werden, wie es ihm während der Übung ging und was ihm schwer oder leicht gefallen ist. Jeder muss sich äußern. Dauer: durchschnittlich ca. eine Minute pro Teammitglied

Tab. 12: Teamübung zum Aufbau von Willkommensregeln

4

Durch die selbstständige Erarbeitung wird das Team ein größeres Bewusstsein für die Begrüßung neuer Teammitglieder zeigen und sich für die Umsetzung und Einhaltung der erarbeiteten „Willkommens-Gesten" eher verantwortlich fühlen.

Tipps für die Praxis

- Das Team bereits an dem Auswahlverfahren für neue Mitarbeiter beteiligen.
- Die Vor- und Nachteile eines Bewerbers offen ansprechen und die jeweiligen Konsequenzen der Entscheidung aufzeigen.
- Nach jedem „Schnuppertag" eines Bewerbers gemeinsam mit allen Beteiligten (auch des Bewerbers) evaluieren,
  - wie der Tag verlaufen ist
  - was für ein Gefühl die Beteiligten haben
  - was hätte besser laufen können
  - welche Dinge sehr gut funktioniert haben
  - welche Veränderungen für beide Seiten sinnvoll wären
  - wie diese Veränderungen beim nächsten Schnuppertag umgesetzt werden könnten.
- Gerade in der Anfangszeit darauf achten, dass die erarbeiteten Willkommens-Regeln umgesetzt werden.
- Abänderungen der Willkommens-Regeln zulassen und unterstützen.

4.2.2 Kennenlernen nach Plan

Zu den Aufgaben des **Teamleiters** gehört, dass er plant, durch welche Schritte und Maßnahmen das Zugehörigkeitsgefühl im Team systematisch gefördert werden soll. Wenn das Team schon besteht und beispielsweise neue Mitarbeiter hinzukommen, sollte das Team in die Überlegungen mit einbezogen werden.
Die Planung sollte umfassen, welche Maßnahmen zu welchem Zeitpunkt und mit welchem Mitteleinsatz stattfinden sollen. Hierzu eignet sich, ähnlich wie bei Projektplanungen, die Orientierung an den nachfolgend dargestellten Punkten.

Zielsetzung jeder Planung ist, dass Teams nicht nur auf bereits geschehene Ereignisse reagieren, sondern den **Entwicklungsprozess** zielgerichtet und eigenverantwortlich steuern sollen. Eine vorherige Planung der Aktivitäten und Maßnahmen ist dabei unerlässlich. Zudem kann erst nach der Aufstellung der Aktivitäten eine genaue **Kostenkalkulation** erfolgen, die das Gesamtkonzept vervollständigt (☞ 1.3).

Strukturplanung

Fallbeispiel

Frau Engel hat die Teamleitung in einem ganz neu errichteten Wohnbereich übernommen. Nachdem sie selbst zehn Tage Intensiveinführung durch die Pflegedienstleitung und andere Teamleitungen erfahren hat, soll sie nun das Team eigenverantwortlich in die Organisation integrieren. Das Team setzt sich aus Mitarbeitern zusammen, die noch nie in dieser Einrichtung gearbeitet haben. Frau Engel wurde bereits bei einigen neuen Mitarbeitern in das Auswahlverfahren mit einbezogen. Die Pflegedienstleitung bittet nun Frau Engel, ihr eine Maßnahmen-, Kosten- und Ressourcenplanung vorzulegen, damit diese im Budget berücksichtigt werden kann.

In der Strukturplanung wird festgelegt, welche **Maßnahmen** in welcher Art und Weise und in welchem Umfang durchgeführt werden sollen. Die Teamleitung aus dem Fallbeispiel muss beispielsweise folgende Überlegungen anstellen:
- Wie soll sich das Team kennen lernen?
- Welche Übungen erscheinen geeignet für das Team?
- Welchen Umfang sollen einzelne Übungen, Besprechungen oder Workshops haben?
- Welche Zeitressourcen und Materialien benötigt man dafür?
- Welche Kosten entstehen dadurch?

Ablauf- und Terminplanung

In der Ablauf- und Terminplanung werden alle Vorgänge, Maßnahmen und Tätigkeiten dargestellt, die zuvor in der Strukturplanung festgelegt wurden. Diese Darstellungsform ermöglicht die zeitliche

Zuordnung der einzelnen Tätigkeiten und visualisiert übersichtlich, zu welchem **Zeitpunkt** eine Maßnahme geplant ist. Zudem werden beispielsweise Terminüberschneidungen oder Ferienzeiten schneller sichtbar und können vorab schon entsprechend berücksichtigt werden. Wichtig ist zudem, dass zeitliche **Puffer** eingebaut werden, da sich in der Praxis oft Veränderungen ergeben.

Die nachfolgende Übersicht (☞ Tab. 13) stellt einen Zeitraum von 12 Wochen dar und visualisiert, dass das Team in der 23. Woche wahrscheinlich ein **Organisationsproblem** bekommen wird und generell die Verteilung der geplanten Aktivitäten etwas ausgewogener gestalten sollte. Zudem sind die Osterferien nicht in der Planung berücksichtigt. Diese Übersicht kann jederzeit den eigenen Anforderungen entsprechend abgewandelt werden und nach Belieben Tages-, Wochen-, Monats- oder Jahresübersichten darstellen. Welche Form geeignet ist, richtet sich nach der erforderlichen Planungsgenauigkeit und dem generellen Umfang der Maßnahmen und Tätigkeiten.

Monat	März				April				Mai			
Kalenderwoche	12.	13.	14.	15.	16.	17.	18.	19.	20.	21.	22.	23.
Kennenlern-Workshop	X											
Teambesprechung (2,5 h)			X				X				X	
Kennenlernen der anderen Teams (2 × 2,5 h)				X				X				
Teamübung 4 (1 Tag)												X
Zielvereinbarungen	X	X	X				X				X	
Kommunikations-Training								X				X
Stress-Seminar					X							X
Reflexion/Team	X			X				X				X

Tab. 13: Terminplanung über 12 Wochen

Tipps für die Praxis

- Je vielfältiger die Maßnahmen ausfallen, desto genauer die Planung vornehmen.
- Selbst geübte Teamleitungen eine Visualisierungsmethode aneignen lassen. Dadurch werden ständige Abänderungen und spontane Verschiebungen berücksichtigt und sichergestellt, dass wirklich alle Beteiligten teilnehmen können.
- Darauf achten, dass alle geplanten Aktivitäten sich auch in Übereinstimmung mit dem Dienstplan befinden.

4.2.3 Was fördert und was hemmt die Entwicklung in der Orientierungsphase?

Das Motto bei allen Neugründungen oder Veränderungen in der Zusammensetzung eines Teams ist: **„Wehret den Anfängen"**. Werden Spielregeln, Absprachen, Positionen, Rollen und Erwartungen bereits in der Anfangszeit klar und deutlich bearbeitet, wird sich dies im weiteren Verlauf der Zusammenarbeit auszahlen. Geschieht dies nicht, wird es sich entweder sofort oder aber erst in einer späteren Entwicklungsphase auf die Arbeitsweise und den Arbeitserfolg des Teams auswirken und das Vorankommen hemmen. Schlimmstenfalls stagniert das Team nicht, sondern wird in seiner Entwicklung sogar zurückgeworfen.

Durch die Bearbeitung der phasentypischen **Zugehörigkeitsthemen** wird der gemeinsame Grundstein für den weiteren Werdegang des Teams gelegt. Im zwischenmenschlichen Bereich können in der Orientierungsphase folgende Fragen und Themen für den einzelnen Mitarbeiter im Vordergrund stehen:

- Welche Erwartungen habe ich an mich selbst und was erwarte ich von den anderen Teilnehmern?
- Was erwarten die anderen von mir?
- Wer hat welche Position oder Rolle, welche nehme ich ein?
- Wie verhalten sich einzelne Teammitglieder untereinander und mir gegenüber?
- Bin ich im Team willkommen, haben die anderen Interesse an mir?

- Welche Entwicklungsgeschichte hat das schon bestehende Team hinter sich?
- Wird meine Erfahrung geschätzt und benötigt?
- Welche Aufgaben kommen auf mich zu und welche Einschränkungen sind damit verbunden?
- Wie verhält sich die Teamleitung?
- Mit wem habe ich Gemeinsamkeiten und bei wem zeigen sich Gegensätzlichkeiten?
- Welche Altlasten trägt das Team bzw. die Mitglieder mit sich?
- Welche bringe ich selbst mit ins Team?

4

Auf der **Sachebene** geht es im Team um die Zielklärung und Aufgabendefinition sowie um das Formulieren von Spielregeln (☞ 4.3.3 und 2.3).

Gegenseitiges Kennenlernen

Im Vordergrund der Orientierungsphase steht das gegenseitige Kennenlernen. Gerade wenn ein Team ganz neu gebildet wird, ist dies allen Beteiligten in der Regel ein großes Bedürfnis und findet allgemeine **Zustimmung.** Kommt jedoch „nur" ein neuer Mitarbeiter in ein bestehendes Team, wird der Aspekt des Kennenlernens oft in den Hintergrund gedrängt und teilweise ganz ignoriert, da sich die meisten Teammitglieder bereits kennen und lediglich eine unbekannte Person hinzukommt. Doch gerade für diese eine Person ist das Kennenlernen der sich untereinander bekannten Teammitglieder außerordentlich wichtig und sollte mit der gleichen Bedeutsamkeit behandelt werden.
Das gegenseitige Kennenlernen trägt dazu bei, das Verständnis füreinander zu fördern und **Reaktionen** und **Verhaltensweisen** der anderen Teammitgliedern durch das vorhandene Hintergrundwissen besser verstehen zu können. Beispielsweise ist es eher nachvollziehbar, warum eine Kollegin lieber mehrere Tage am Stück durcharbeiten möchte, wenn man weiß, dass sie zusammenhängende freie Tage benötigt, um überhaupt 700 Kilometer weit nach Hause zu ihrer Familie fahren zu können. Oder man bringt in Erfahrung, dass zwei weitere Kollegen ganz in der Nähe wohnen und ebenfalls mit ihren

Hunden im benachbarten Park spazieren gehen und man verabredet sich zum gemeinsamen Spaziergang. Oder man stellt fest, dass die Kinder auf eine gemeinsame Schule gehen und die gleichen Schwierigkeiten mit einem bestimmten Lehrer haben. Das in der Kennenlernphase erworbene Wissen trägt dazu bei, die **soziale Bindung** untereinander zu stabilisieren.

Gegenseitiges Kennenlernen sollte nicht nur nach und nach im Rahmen der gemeinsamen Pausen stattfinden, sondern vielmehr gleich zu Beginn aktiv gefördert werden.

Grenzen respektieren

Die Orientierungsphase ist ein Wechselbad der Gefühle. Auf der einen Seite besteht der Wunsch, die anderen Teammitglieder kennen zu lernen und möglichst viel über sie in Erfahrung zu bringen, um sich ein schlüssiges Bild machen zu können. Auf der anderen Seite besteht das gesunde **Sicherheitsbedürfnis,** nicht zu sehr in die Tiefe zu gehen und nicht zu persönlich zu werden, konfrontierende Situationen vorerst zu vermeiden und generell noch sehr höflich, gespannt und vorsichtig miteinander umzugehen. Deshalb sollten auch gemeinsame Teamübungen und Kennenlern-Meetings nicht darauf abzielen, persönliche Dinge „herauszukitzeln“ und Konfrontationen herbeizuführen. Geschieht dies doch, kann es vorkommen, dass sich die betroffenen Teammitglieder nachträglich unwohl und überfordert fühlen, da das Team zu diesem Zeitpunkt noch keine gemeinsame Basis entwickeln konnte, um mit **Gegensätzlichkeit** und **Konfrontation** umzugehen oder sich gegenseitig in schwierigen Momenten zu unterstützen. Dieser voreilige Schritt würde die Teamentwicklung eher hemmen als fördern.
Um **Vertrauen** und **Zugehörigkeit** aufbauen zu können, müssen die Grenzen der einzelnen Teammitglieder jederzeit und unbedingt gewahrt werden. Manchmal muss auch die Teamleitung für die Einhaltung der Grenzen Sorge tragen und eventuell „übereifrige“ Teammitglieder in ihrem „Wissensdurst“ bremsen. Die Teamleitung

muss durch die Anwendung geeigneter Teamübungen der Gefahr von Grenzüberschreitungen vorbeugen.

Die Orientierungsphase ist für viele Menschen ein Balanceakt zwischen dem Wunsch „dazuzugehören" und dem Interesse, die eigene Individualität zu bewahren. Beides zu vereinen, ist nicht immer leicht und muss vom Team auch zugelassen werden.

■ *Zeitfaktor*

Ohne Zweifel stehen Teams im Bereich der ambulanten und stationären Altenhilfe permanent unter Zeitdruck. Das Argument „Zeitnot" wird dementsprechend auch herangezogen, um zu begründen, dass dem Team keine oder nur wenig **Zeitressourcen** für das Kennenlernen zur Verfügung gestellt werden. Dies liegt unter anderem daran, dass von der Führungsebene die Notwendigkeit oftmals nicht richtig eingeschätzt wird. Fälschlicherweise wird angenommen, dass in dieser Phase eigentlich nichts „Richtiges" passiert. Vielmehr geht es lediglich um „Geplänkel, was reine Zeitverschwendung ist, insgesamt viel zu lange dauert, sowieso alles schon besprochen wurde und generell zu nichts führt". Diese Annahme führt dazu, dass sich die Teams zu schnell den „richtigen" Aufgaben zuwenden. Hierdurch geraten sie regelmäßig in eine **Sackgasse,** aus der sie nur sehr schwer und mit deutlich höherem Zeitaufwand wieder herauskommen.
Die Zeitverschwendung liegt nämlich nicht darin, die Kennerlernphase intensiv zu gestalten, sondern zeigt sich eher im Ignorieren der phasentypischen Bedürfnisse der Teammitglieder. Alle Aspekte, die nicht ausreichend geklärt wurden, kochen zu einem anderen Zeitpunkt wieder hoch. Beispielsweise bereitet das in der Orientierungsphase entwickelte gegenseitige Verständnis die Basis für eine offene Kommunikation und wird sich positiv auf die **Konfliktbewältigungsstrategien** innerhalb des Teams auswirken (☞ 5.2.1). Konnte das Team diese Basis aufgrund von Zeitdruck nicht entwickeln, wird

es sich früher oder später mit verschleppten Konflikten konfrontiert sehen und diesen hilflos gegenüberstehen, da es nicht die Möglichkeit zur Entwicklung gemeinsamer Bewältigungsstrategien hatte. Diese verschleppten Konflikte sind äußert zeitaufwändig und kostenintensiv, da sie den Arbeitserfolg und die Leistungsqualität innerhalb eines Teams deutlich herabsetzen (☞ Kap. 5).

Die Möglichkeiten zur Weiterentwicklung des Teams sind abhängig von den bereitgestellten Rahmenbedingungen des Managements. Hierzu zählt auch die Bereitstellung angemessener zeitlicher Ressourcen.

4

■ *Veränderung – nein danke*

Besonders wenn Teams sowohl im Leistungs- als auch im zwischenmenschlichen Bereich sehr erfolgreich zusammengearbeitet haben, besteht die Gefahr, dass sich die Mitglieder gegen alles wehren, was die gewohnten und erfolgbringenden Regeln und Gebräuche im Team beeinflussen kann. Kommt es zu einer Veränderung, dürfen die Teammitglieder auf keinen Fall den Zeitpunkt verpassen, sich erneut mit den Themen der Zugehörigkeitsphase auseinander zu setzen. Schlimmstenfalls kommt es zu einer **Auflösung** des Teams, indem sich „eine Seite“ des Teams den Veränderungen stellt und die „andere Seite“ an dem alt Bewährten festhält und so das weitere Vorankommen verhindert.
Grundsätzlich gilt in Zeiten von Veränderungen, dass das Team nicht versagt hat, weil es wieder auf die erste Entwicklungsstufe zurückgefallen ist, sondern, dass das Team sehr weit entwickelt ist, wenn es auf Veränderungen reagiert, indem es sich den notwendigen Auseinandersetzungen über Regeln, Positionen und Aufgabenverteilung erneut stellt.

Ziele und Aufgaben

Die zuvor in diesem Kapitel benannten Aspekte können je nach Art und Weise der praktischen Umsetzung die Entwicklung eines Teams hemmen oder fördern. Ebenso entscheidend für den Verlauf des Entwicklungsprozesses ist die Definition der **Teamziele.** Werden diese nicht oder nur unzureichend mit dem Team definiert, hat dies fatale Auswirkungen und führt zum Scheitern des Teams. Teams können nur dann ihren Arbeitsbereich selbstbestimmt gestalten und die Verantwortung übernehmen, wenn sie wissen, in welchem Rahmen sie sich bewegen und welche Mittel sie einsetzen müssen, um die Ziele gemeinsam zu erreichen. Die Klärung der Ziele und Aufgaben stellt deshalb ein weiteres zentrales Thema in der **Orientierungsphase** dar (☞ 2.3).

4

Dominante Leitung

In der Orientierungsphase erwarten die Teammitglieder von ihrem Leiter, dass er ihnen eine Struktur vorgibt, ihnen die Orientierung ermöglicht, die sie selbst noch nicht haben, und ihnen die Sicherheit vermittelt, die sie benötigen, um untereinander Vertrauen zu fassen. Dementsprechend zentral und oft auch dominant ist die Rolle des Teamleiters in dieser Phase. Die **„Rebellion“** gegen diese Übermacht wird in der darauffolgenden Kampfphase eingeläutet, sobald sich die Teammitglieder vertrauter sind, ihre eigene Position im Team gefestigt sehen und die ersten Hemmungen im Umgang miteinander abgebaut haben.

Teams sind regelmäßig überfordert, wenn von ihnen erwartet wird, dass sie sich gleich zu Beginn selbst organisieren, gemeinsam Verantwortung übernehmen, Entscheidungen treffen und Aufgaben verteilen können. In der Orientierungsphase sind Teams ohne ihren Leiter noch nicht dazu in der Lage, da gerade diese Aspekte sich langsam entwickeln und wachsen müssen. Dementsprechend sind sie auf einen Teamleiter angewiesen, der ihnen die anfänglich fehlende Struktur vorgibt und im Verlauf der weiteren Phasen in der Lage ist, sein **Führungsverhalten** an die Bedürfnissee und Anforderungen des Teams anzupassen.

Es ist falsch verstandene Mitarbeiterorientierung und eine Fehlinterpretation des kooperativen Führungsstils, von den Mitarbeitern bereits in der Orientierungsphase eine selbstständige, eigenverantwortliche und strukturierte Arbeitsweise zu verlangen.

Teamübungen

In der Zusammenarbeit mit anderen Menschen werden oftmals Fähigkeiten von den einzelnen Teammitgliedern verlangt, die kaum den typischen Lernfächern in der Schule und den Inhalten von Ausbildungen und Studiengängen entsprechen. Gemeint sind **soziale Fähigkeiten** wie beispielsweise Empathie, Kommunikations-, Kooperations- und Konfliktfähigkeit, die für eine erfolgreiche Zusammenarbeit innerhalb eines Teams entscheidend sind.

Um Teamarbeit also erfolgreich gestalten zu können, werden eigentlich Fähigkeiten benötigt, an deren **Weiterentwicklung** viele Menschen bisher weder bewusst noch zielgerichtet gearbeitet haben. Da auch die Weiterentwicklung der sozialen Kompetenz ein Meilenstein in der Teamentwicklung ist, sollten prozessbegleitende Teamtrainings stattfinden. Die Intensität und das vorrangige Thema der durchzuführenden Teamtrainings gestaltet sich in den vier Teamphasen unterschiedlich und ist generell vom Bedarf der einzelnen Teammitglieder und der jeweiligen Situation abhängig (☞ 3.2.1).

Tipps für die Praxis

- Das Kennenlernen langsam und behutsam gestalten.
- Darauf achten, dass Grenzen akzeptiert und nicht überschritten werden.
- Sicherstellen, dass sich das Team auf der zwischenmenschlichen Ebene auseinander setzt und sich kennen lernt, statt sich ausschließlich den sachlichen Inhalten zu widmen.

- Sich bereits jetzt schon damit auseinander setzen, dass die Vormachtstellung der Teamleitung nur in dieser Phase so ausgeprägt sein sollte.
- Die Teammitglieder entsprechend ihrer Fähigkeiten in die Auswahl und die Gestaltung der Teamübungen mit einbeziehen.

4.3 Wie die Teamleitung die Mitarbeiter aktiv unterstützen kann

Die Teamleitung hat die Aufgabe, einerseits die sozialen gruppendynamischen Prozesse zu unterstützen und andererseits sachliche Aspekte wie **Zielsetzung** und **Aufgabenverteilung** im Rahmen der Zusammenarbeit zu definieren.

4.3.1 Teamübungen zum Kennenlernen

Die in Tabelle 14, 15, 16 und 17 dargestellten Übungen sollen nicht als starre Vorgabe, sondern lediglich als eine Auswahl an Möglichkeiten verstanden werden, die soziale Kompetenz der Mitglieder zu fördern. Selbstverständlich können die einzelnen Übungen abgeändert und individuell auf das Team zugeschnitten werden.

Anwendung	Diese Übung eignet sich für Teams und Gruppen, die sich noch nicht kennen. Sie kann gleich zu Beginn durchgeführt werden.
Ziel	• gegenseitiges Kennenlernen und erste Informationen austauschen • Vertiefung der Methode „akzeptiertes Zuhören"
Teilnehmer	das gesamte Team (Es sollten sich jeweils zwei Personen für diese Übung zusammenschließen, die nichts übereinander wissen.)
Arbeitsauftrag	Partnerübung 1. Runde: Der erste Teilnehmer soll seinem Gegenüber die Dinge von seiner Person erzählen, die ihm wichtig erscheinen.

	Gemeint sind ganz formale Dinge wie z.B. Name, Familienstand, Ausbildung, aber auch, sofern er möchte z.B. Eigenschaften oder Empfindlichkeiten, Stärken. Der zweite Teilnehmer soll dabei „akzeptiert zuhören" und soll sich möglichst viele Informationen einprägen. 2. Runde: Die Position wird nun gewechselt. Das bedeutet, dass der bisherige Zuhörer nun sich selbst vorstellt und der andere ihm aktiv zuhören muss. <u>Dauer:</u> zehn Minuten, wobei jeder Teilnehmer volle fünf Minuten reden soll. Es darf nicht früher beendet werden.
Hinweise an die Teilnehmer	• Es dürfen keine Notizen gemacht werden. • Der Zuhörer darf nur Verständnisfragen stellen, muss sich sonst völlig zurückhalten. • Der Zuhörer soll nonverbal, also durch Körperhaltung und Gesten, seinem Gegenüber Aufmerksamkeit und Interesse signalisieren. • Abschließend soll jeder seinen Übungspartner dem Team vorstellen. Dies sind die Kernelemente des „akzeptierten Zuhörens".
Auswertung	Die Auswertung erfolgt im Gesamtteam. Jeder muss nun den anderen vorstellen und soll dem Team alle Informationen liefern, die ihm in Erinnerung geblieben sind. Anschließend darf die vorgestellte Person ergänzen oder richtig stellen, was falsch bzw. unvollständig wiedergegeben wurde. Niemand stellt sich selbst vor. <u>Dauer:</u> Der Zeitaufwand pro Zweier-Team liegt erfahrungsgemäß bei ca. drei bis fünf Minuten.
Feedback	Beispielfragen: • Was ist besonders schwer oder leicht gefallen als Zuhörer und als Redner? • Auf welche nonverbalen Gesten haben sie positiv und auf welche negativ reagiert? • Individuelle Rückmeldungen Jeder muss sich äußern. <u>Dauer:</u> durchschnittlich ca. drei Minuten pro Teilnehmer

Tab. 14: Übung Vorstellen anderer Teilnehmer

Anwendung	Diese Übung eignet sich für Teams und Gruppen, die sich noch nicht kennen. Sie kann gleich zu Beginn durchgeführt werden.
Ziel	• Vorstellung der eigenen Person • kreative Arbeitsweise • sich überwinden, vor der neuen Gruppe zu sprechen
Teilnehmer	das gesamte Team Einzelarbeit
Arbeitsauftrag	Jeder Teilnehmer soll für seine Vorstellung eine Collage über die eigene Person anfertigen. Es ist dabei völlig freigestellt, ob gebastelt oder gemalt wird und welche Materialien verwendet werden. ausreichend Materialien wie Kleber, Stifte, Illustrierte, Papier bereithalten Dauer: Der Zeitrahmen beträgt zwei ca. anderthalb bis zwei Stunden. Die Übung ist erst beendet, wenn alle fertig sind.
Hinweise an die Teilnehmer	keine Besonderheiten
Auswertung	Jeder stellt sich selbst anhand der eigenen Collage vor. Jede Collage wird nach der Vorstellung jeweils an die Wand gehängt bis zum Schluss das gesamte Team als Collage an der Wand hängt. Die anderen Teilnehmer dürfen Fragen stellen. Dauer: Pro Person ca. fünf bis zehn Minuten
Feedback	Beispielfragen: • Was ist Ihnen besonders schwer oder leicht gefallen? • Welche Bedeutung haben die Collagen für ihr Kennenlernen? • Was soll den Collagen weiter geschehen? • Individuelle Rückmeldungen Jeder muss sich äußern. Dauer: durchschnittlich ca. zwei bis drei Minuten pro Teilnehmer

Tab. 15: Übung Collagen zur Selbstdarstellung

Anwendung	Für alle Situationen der Teamzusammenführung; erstes Kennenlernen
Ziel	• Mitglieder einzeln näher kennen lernen • Vertrauensbildung
Teilnehmer	Das gesamte Team wird jeweils in Zweier–Gruppen aufgeteilt.
Arbeitsauftrag	Partnerübung Die Paare sollen sich gegenseitig eine Geschichte erzählen. Für die Geschichte wird ein geeignetes Thema aus der Gruppe genommen. Beispielsweise könnte jeweils ein Thema Zusammenarbeit, Vertrauen, Kontrolle, Ängste, Konflikte oder Zuneigung sein. Zu diesem Thema sollen beide Partner nun dem jeweils anderen eine persönliche Geschichte erzählen. Um die Kennenlern-Kreise zu erweitern, kann diese Übung auch in neuer Partnerzusammensetzung und zu einem anderen Thema innerhalb der Gruppe wiederholt werden. Dauer: zehn Minuten, beide Partner jeweils fünf Minuten Redezeit
Hinweise an die Teilnehmer	• Der Zuhörer ist völlig still, stellt keine Fragen. • Es sollen keine intimen Geheimnisse ausgetauscht werden; jeder erzählt nur, was er möchte; die Themenbegriffe sind breit gefächert.
Auswertung	Die Auswertung erfolgt nicht im Plenum, sondern nur zwischen den Partnern! Die Teilnehmer sollen sich über die für sie selbst wesentlichen Sachen austauschen, z.B. wie das Gefühl während der Übung war, ob sie eventuell von dem Erzählten (und dem Erzähler) überrascht sind. Dauer: durchschnittlich ca. fünf Minuten pro Paar
Feedback	allgemeine Fragen zum Befinden der Teilnehmer Es muss sich nicht jeder äußern. Dauer: durchschnittlich ca. fünf bis zehn Minuten pro Gesamtteam

Tab. 16: Übung Geschichten erzählen

Anwendung	eignet sich für das erste Kennenlernen und zur Auffrischung
Ziel	• Informationen austauschen • Übereinstimmungen und Gemeinsamkeiten schnell herausfinden • Selbsteinschätzung anderer Teilnehmer herausfinden • Vorerfahrungen unspezifisch erfassen
Teilnehmer	das gesamte Team
Arbeitsauftrag	Das Team bildet sitzend oder stehend einen Halbkreis, wobei der Eröffnungsteilnehmer vor dem Kreis steht. Wenn die Teilnehmer stehen, muss die Stelle z.B. mit einem Klebestreifen gekennzeichnet sein, da immer ein Teilnehmer keinen Platz finden soll. Der Eröffnungsteilnehmer beginnt das Spiel, indem er bestimmte Teilnehmer auffordert, sich einen neuen Platz zu suchen. Beispiel: „Es tauschen alle Teilnehmer die Plätze miteinander, die einen Hund besitzen." Um seinen Platz vor dem Kreis verlassen zu können, muss sich dieser Merkmale raussuchen, die er selbst auch hat, damit er sich überhaupt am Plätzetausch beteiligen kann! Somit müssen alle Hundebesitzer aufstehen, die anderen müssen sitzen bleiben und der Hundebesitzer, der nicht schnell genug mit einem anderen Hundebesitzer den Platz getauscht hat, stellt sich nun ebenfalls vor den Kreis und fängt an, die Teilnehmer erneut zum Plätzetauschen anzuregen. Weitere Beispiele: • alle äußeren Merkmale, z.B. Kleidung, Haar- und Augenfarbe • alle Informationen, z.B. alle Eltern von zwei Kindern, alle Teilnehmer mit Kranken- oder Altenpflegeausbildung, alle Teilnehmer aus den neuen Bundesländern und alle, die mehr als fünf Jahre in der Einrichtung sind

	• alle Eigenschaften, z.B. alle Mitarbeiter, die spontan sind, gut zuhören können oder gut organisieren können, alle Mitarbeiter, die Spezialwissen über z.B. PEGs oder Diabetes haben oder mit schlechten Erfahrungen im letzten Team Dauer: je nach Teamgröße und Ausdauer der Mitglieder
Hinweise an die Teilnehmer	als Hilfestellung kurz einige der oben genannten Beispiele vorstellen
Auswertung Dauer	keine, da die Informationen für sich sprechen
Feedback	Fragen, z.B. ob die Mitglieder Spaß gehabt und hilfreiche Informationen über die anderen Mitglieder erhalten haben Nicht alle müssen sich beteiligen. Dauer: insgesamt ca. fünf Minuten

Tab. 17: Übung Plätze tauschen

Tipps für die Praxis

- Gerade in der Anfangszeit den Teammitgliedern die Gelegenheit geben, sich an die Durchführung solcher Teamübungen zu gewöhnen.
- Darauf achten, dass die Teamübungen in einem ansprechenden Rahmen durchgeführt werden.
- Die Teamübungen abändern und auf die Bedürfnisse des Teams zuschneiden.
- Auf Veränderungswünsche der Teammitglieder eingehen.
- Deutlich machen, warum diese Teamübungen durchgeführt werden sollen.
- Das Feedback der Teammitglieder ernst nehmen und die Kritik in den nächsten Übungen berücksichtigen.
- Deutlich machen und sicherstellen, dass alles Gesagte innerhalb dieses Teams bleibt und nicht nach außen getragen wird.

4.3.2 Bedürfnisse, Ängste und Erwartungen im Team

Fallbeispiel

Frau Maier hat vor zwölf Jahren ihr Examen abgelegt und hat die letzten zehn Jahre nicht mehr im Pflegebereich gearbeitet. Nun beginnt sie in einem ambulanten Pflegedienst als Teilzeitkraft und ist sich unsicher, ob sie die fachlichen Anforderungen noch erfüllen kann. Doch nicht nur das Fachwissen macht ihr Sorgen, sondern auch die Tatsache, dass sie bisher noch nie im ambulanten Bereich gearbeitet und daher auch keine genauen Vorstellungen von den spezifischen Anforderungen hat. Gleichzeitig fällt es ihr nicht leicht, dies gegenüber den neuen Teammitgliedern zu äußern. Sie hat Angst davor, dass diese sie für inkompetent halten könnten. Dennoch ist ihr bewusst, dass sie auf die Hilfestellung des Teams angewiesen ist.

Die Situation in dem Fallbeispiel ist nicht selten und für viele **Wiedereinsteiger** regelmäßig mit großer Unsicherheit und Angst vor den vielfältigen Anforderungen verbunden. In Vorstellungsgesprächen wird dies sogar teilweise von den Betroffenen geäußert. Der neue Arbeitgeber zeigt sich hierbei meist verständnisvoll und sichert schnell eine ausreichende Hilfestellung zu. In der Praxis jedoch sieht es meist ganz anders aus. Die üblichen **Einarbeitungskonzepte** sichern zwar eine strukturierte Vorgehensweise, verschaffen den Betroffen jedoch meist wenig Erleichterung bezüglich ihrer spezifischen Wiedereinstiegsängste. Folgende Bedenken können beispielsweise auftreten:

- veraltetes pflegerisches und medizinisches Fachwissen zu haben
- die Furcht vor Überforderung
- als inkompetent zu gelten
- veränderte Organisationsbedingungen und -strukturen vorzufinden
- den Alltag neben der neuen Herausforderung nicht mehr bewältigen zu können
- neue Behandlungsmethoden nicht zu kennen
- neue medizinische Geräte nicht zu beherrschen.

Um den Bedenken dieser Wiedereinsteigerin oder den individuellen Vorerfahrungen anderer Teammitglieder konstruktiv begegnen zu können, müssen diese zuerst im Team offengelegt und thematisiert werden. Jedes Teammitglied hat bestimmte Bedürfnisse oder Ängste in der Zusammenarbeit und leitet daraus **Erwartungen** an das Team oder an einzelne Mitglieder ab. Diese können gegenseitig nur bearbeitet und eventuell erfüllt werden, wenn sie den anderen Teammitgliedern bekannt sind.

Teamübung

Die nachfolgende Übung (☞ Tab. 18) soll dazu beitragen, die Bedürfnisse, Ängste und Erwartungen der einzelnen Teilnehmer aufzudecken, um sie anschließend gemeinsam bearbeiten und möglichst konkrete „Handlungs- oder Unterstützungsmöglichkeiten" abzuleiten zu können.
Für diese Übung sollte wirklich **ausreichend** Zeit eingeplant werden, weil es sich äußerst negativ auswirkt, wenn beispielsweise in der Auswertung sehr sensible Themen angesprochen werden und aufgrund des Zeitdrucks nicht ausreichend bearbeitet und gewürdigt werden können. Dies führt regelmäßig dazu, dass sich Teilnehmer bei zukünftigen Übungen ähnlicher Art zurückhalten.
Teams, die am Anfang ihrer Zusammenarbeit stehen, äußern sich in aller Regel noch sehr vorsichtig und unspezifisch, was sich bei einer positiven Teamentwicklung im weiteren Verlauf geben wird. Dennoch ist diese Übung bereits in der Anfangsphase sehr aufschlussreich. Wichtig ist, dass die Teamleitung moderiert und versucht, umsichtig auf das Team einzuwirken, damit die wichtigen Dinge auch ausgesprochen und auf den Punkt gebracht werden.

Anwendung	zu Beginn der Gruppenzusammenführung sowie bei Veränderungen innerhalb der Gruppe
Ziel	• Bedürfnisse und Ängste formulieren • Erwartungen aufzeigen • Unterstützungsmöglichkeiten durch das Team erarbeiten
Teilnehmer	das gesamte Team

Arbeitsauftrag	Einzelarbeit Jedes Teammitglied soll auf einen Flip-Chart Bogen auf der einen Seite seine individuellen Bedürfnisse und auf der anderen Seite seine Erwartungen an das Team oder an einzelne Teammitglieder formulieren. Beispiel „Wiedereinsteigerin“: Bedürfnisse bzw. Ängste: „Ich habe Angst, dass die anderen meine Fragen lächerlich finden und mich für inkompetent halten.“ Erwartungen: „Ich würde mir wünschen, dass die anderen Teammitglieder mir viele Dinge von sich aus erklären, ohne dass ich ständig nachfragen muss. <u>Dauer:</u> ca. 30 Minuten Zeit einplanen
Hinweise an die Teilnehmer	• Jeder soll versuchen, seine individuellen Ängste, Bedürfnisse und Erwartungen möglichst offen zu formulieren. • Jeder soll nur von sich selbst und nicht für andere sprechen. • Jeder soll versuchen, die Erwartungen und Ängste der anderen Teilnehmer ernst zu nehmen und zu respektieren. • Jeder muss wissen, dass die Auswertung in der Gesamtgruppe erfolgt.
Auswertung	Die Auswertung erfolgt im Gesamtteam. Das Team kann Verständnisfragen stellen. Jeder Teilnehmer präsentiert seine Ausarbeitung und versucht, sie den anderen Teilnehmern näher zu bringen. Der präsentierende Teilnehmer soll die Gruppe direkt ansprechen: „Ich erwarte von Euch, dass....“. Die anschließende Bearbeitung im Team erfolgt nach jeder Präsentation. Der Teamleiter moderiert die Diskussion. Dabei soll das Team gemeinsam klären, ob und auf welchem Wege es dazu beitragen kann, die Erwartungen zu erfüllen und Ängste zu nehmen. In dem oben genannten Beispiel muss das Team abklären, ob die Erwartungen der Wiedereinsteigerin überhaupt vom Team zu erfüllen sind oder ob eine andere Hilfestellung für das Gesamtteam sinnvoller erscheint.

	Dauer: durchschnittlich ca. 20-30 Minuten pro Teilnehmer (je nach Intensität der Aussage und des Themas)
Feedback	abschließende Fragerunde, mit welchem Gefühl jeder Teilnehmer nach der Übung die Runde verlässt Jeder sollte sich äußern. Dauer: ca. 10-15 Minuten für das Gesamtteam

Tab. 18: Übung Bedürfnisse, Ängste und Erwartungen im Team

Tipps für die Praxis

- Den richtigen Zeitpunkt für diese Übung „abpassen".
- Darauf achten, ob Erwartungen beispielsweise schon zwischen einzelnen Teammitgliedern ausgetauscht werden.
- Akzeptieren, dass gerade zu Beginn des Entwicklungsprozesses die Teammitglieder eher zurückhaltend sein werden.
- Die Teamübung in entsprechenden zeitlichen Abständen wiederholen, da sich die Ängste und Erwartungen der Teammitglieder im Rahmen der Entwicklungsprozesse verändern.
- Auch außerhalb von Teamübungen die Ängste und Erwartungen der Teammitglieder jederzeit aufgreifen.

4.3.3 Umgangsregeln mit dem Team

Ebenso wichtig wie das Aufdecken von bestehenden Befürchtungen und Erwartungen ist die Definition von individuellen **Team-Regeln.** Diese Team-Regeln stellen für jedes Team die obersten Handlungsrichtlinien dar und drücken aus, welche Regeln im Umgang miteinander vom Team gewünscht werden und einzuhalten sind. Da jedes Team sehr unterschiedliche Schwerpunkte setzt und zudem die Verbindlichkeit der Regeln erhöht werden soll, muss sich jedes Team diese Regeln wie in Tabelle 19 dargestellt selbst erarbeiten.

Anwendung	möglichst zu Beginn der Zusammenarbeit erarbeiten, jedoch auch „nachholen"
Ziel	• Kommunikation fördern • Meinungsbildung im Team fördern • Verständnis für andere Mitglieder wecken • konkrete Team-Regeln erarbeiten und schriftlich fixieren
Teilnehmer	das gesamte Team
Arbeitsauftrag	Untergruppen bilden Die Teilnehmer sollen sich in Vierer-Gruppen unterteilen. Jede Gruppe soll sich überlegen, welche Umgangsregeln sie innerhalb des Teams für wichtig erachtet. Dauer: ca. 60 Minuten
Hinweise an die Teilnehmer	• Es sollten keine konkreten Hinweise oder Beispiele erfolgen. • Die Zielsetzung muss genau benannt werden.
Auswertung	Die Untergruppen finden sich nun wieder im Team zusammen und präsentieren gegenseitig ihre Entwürfe. Die Schwierigkeit besteht anschließend darin, die einzelnen Umgangsregeln der Untergruppen zu vereinen. Dies bedeutet, dass nun aus den einzelnen Entwürfen gemeinsame Umgangsregeln erstellt werden sollen. Dazu müssen sich nun die Teilnehmer gemeinsam darüber verständigen, welche Regeln aufgenommen werden, wie diese formuliert und letztendlich schriftlich festgehalten werden sollen. Dauer: durchschnittlich ca. 120 Minuten reine Erarbeitungszeit
Feedback	kurze Befindlichkeitsrunde Möglichst jeder sollte sich äußern. Dauer: durchschnittlich ca. fünf bis zehn Minuten insgesamt

Tab. 19: Übung Umgangsregeln im Team

Tipps für die Praxis

- Darauf achten, dass die Teamregeln schriftlich fixiert werden.
- Gemeinsam mit dem Team festlegen, in welcher Form die Teamregeln visualisiert werden sollen.
- Vermeiden, dass die Teamregeln lieblos auf einen DIN-A4-Zettel am PC geschrieben und an den Medikamentenschrank gehängt werden.
- Die Kreativität der Teammitglieder bei der Visualisierung zulassen und fördern.
- Die Übung im weiteren Verlauf der Teamentwicklung wiederholen und dem Entwicklungsstand anpassen (☞ Kap. 6).

5

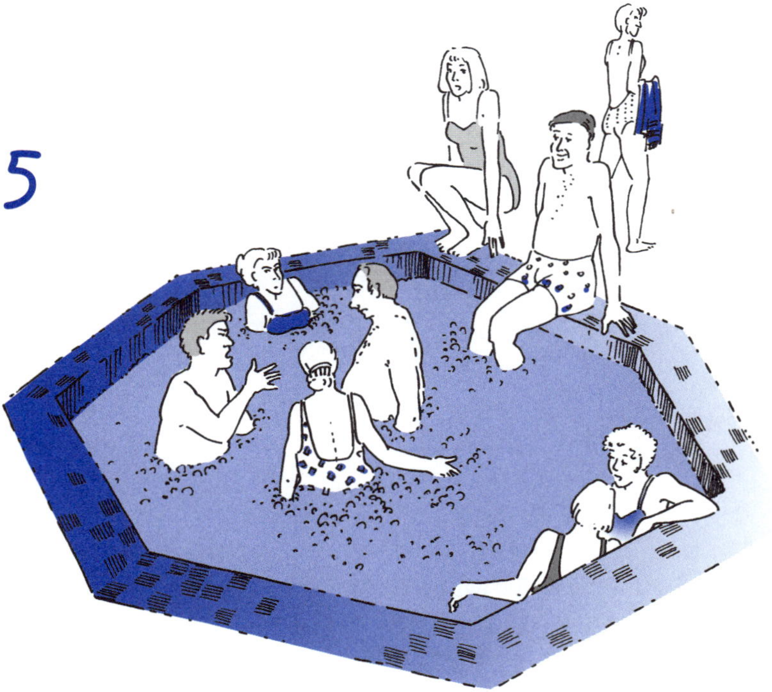

Phase 2 –
Die Kampfphase

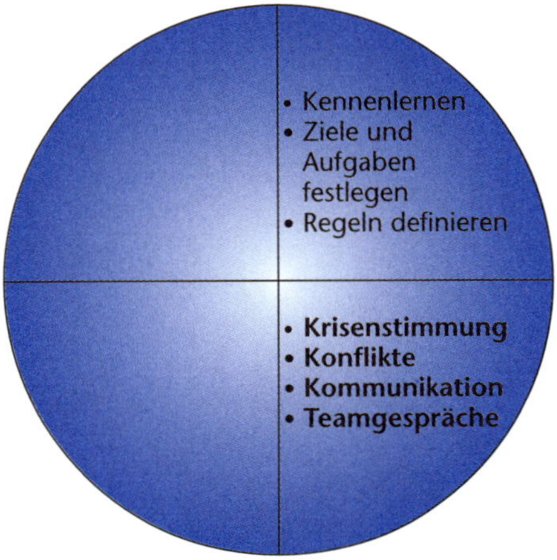

Abb. 9: Die zweite Phase in der Teamentwicklung

5

Die zweite Phase der Teamentwicklung ist die Kampfphase (☞ Abb. 9), auch Ernüchterungs-, Konflikt- oder Storming-Phase genannt. Wie die unterschiedlichen Bezeichnungen schon erahnen lassen, ist diese Phase unter anderem von **Auseinandersetzungen** innerhalb des Teams geprägt. In dieser Phase zeigt sich auch, welche Vorarbeit das Team bereits in der Orientierungsphase geleistet hat. Die Gestaltung der Orientierungsphase nimmt erheblichen Einfluss auf den Verlauf der sich anschließenden Phasen. Hatten die Teammitglieder beispielsweise die Möglichkeit, sich ausreichend kennen zu lernen, Grenzen abzustecken und Erwartungen und Bedürfnisse deutlich zu machen, wird dieser begonnene Entwicklungsprozess dem Team in der Kampfphase zu Gute kommen.

5.1 Stagnieren oder Weiterkommen?

Nach einer erfolgreichen Orientierungsphase gehen die Teammitglieder mit vollem Elan an die Arbeit. Nach einiger Zeit stellen sie jedoch fest, dass die anfängliche Harmonie durchaus Brüche aufweist. Die Teammitglieder haben die ersten Schwierigkeiten des gegenseitigen Kennenlernens hinter sich gebracht und stellen nun fest, dass eine Diskrepanz zwischen den **Erwartungen** der Teammitglieder und der **Realität** besteht. Um diese Enttäuschung bereits im Vorfeld abzumildern, sollten deshalb schon in der Orientierungsphase die unterschiedlichen Erwartungen der Teammitglieder thematisiert und bearbeitet werden (☞ 4.3.2).

Auflösung des Teams

Unterstützt durch die Bemühungen in der Orientierungsphase fühlen sich die Teammitglieder zunehmend sicherer. Dies führt unter anderem dazu, dass sich die einzelnen Teammitglieder eher trauen, die eigenen **Standpunkte** auch gegenüber anders denkenden Teammitgliedern zu vertreten. Dadurch kommt es zu vermehrten Konfrontationen innerhalb des Teams. Hierbei erhoffen sich die Mitglieder Unterstützung von Einzelnen und suchen sich Gleichgesinnte im Team, mit denen sie sich verbünden können. Die Konfrontationen in dieser Phase dienen dazu, die Machtverhältnisse innerhalb des Teams zu verdeutlichen und die Positionen zu stärken. Deutlich wird dies beispielsweise bei scheinbar sachlichen Auseinandersetzungen über Ziele und Aufgaben, die verdeckt dazu benutzt werden, die **Machtverhältnisse** auf der Beziehungsebene klarzustellen. Werden die sich daraus ergebenden Konflikte nicht bearbeitet, besteht die Gefahr, dass sich das Team auflöst oder kapituliert. Bei temporären Gruppen kann dies sogar soweit gehen, dass das Team tatsächlich aufgelöst oder neu zusammengesetzt wird. Bei dauerhaften Teams wirken sich diese Auseinandersetzungen langfristig aus, da eine faktische Auflösung in der Regel nicht vollzogen werden kann.
Die Zielsetzung in der zweiten Entwicklungsphase ist nicht darauf ausgerichtet, diese Auseinandersetzungen und Schwierigkeiten gänzlich zu verhindern. Auch sie gehören schließlich zum ganz normalen Entwicklungsprozess eines Teams. Damit das Team jedoch die freigesetzte **Reibungsenergie** im positiven Sinne für sich nutzen kann, muss es von der **Teamleitung** die entsprechende Unterstützung enthalten. Nur dadurch können Konflikte bewältigt und die Auflösung des Teams verhindert werden.

5

Unterschiedliche Verhaltenstendenzen

Die einzelnen Teammitglieder reagieren auf die Schwierigkeiten im Team mit sehr unterschiedlichen Verhaltensweisen. Die nachfolgend dargestellten Verhaltenstendenzen treten ohne Unterstützung durch die **Teamleitung** eindeutig verstärkt auf. Wenn das Team keine Möglichkeit findet, diese auszugleichen, ist das Verhalten der Teammitglieder in dieser Phase eher als destruktiv zu bezeichnen.

Kampftendenzen:

- verbale Angriffe und Drohungen
- Killerphrasen und Spott
- Wortgefechte um unwichtige Details
- sich über andere Mitglieder lustig machen
- Konflikte schüren
- Rebellion gegen die Leitung
- Ablehnen von Spielregeln und Vereinbarungen
- klare Antihaltung
- Infragestellen der Zielsetzung
- Zusammenrotten einzelner Teammitglieder
- Ausgrenzen einzelner Teammitglieder.

Fluchttendenzen:

- Problemen ausweichen
- Verantwortung abschieben
- sich der Situation anpassen, auch ohne innere Überzeugung
- sich nicht mehr ins Team einbringen
- auf Anweisungen von „oben" warten
- strikte Einhaltung der Regeln, keine Abweichungen zulassen
- „Dienst nach Vorschrift"
- nichts sehen, nichts hören, nichts sprechen.

Schuldige suchen

Ohne Unterstützung steht das Team diesen Machtstreitigkeiten regelmäßig hilflos gegenüber, weil es (noch) keine Möglichkeit hat, auf bestehende **Bewältigungsstrategien** zurückzugreifen. Die Teammitglieder versuchen in diesem Fall häufig, dieser konfliktbehafteten

Situation auszuweichen. Als Folge davon kann sich die allgemeine Unzufriedenheit im Team gegen einzelne Mitglieder richten, die für die Situation verantwortlich gemacht werden. Nicht selten trifft es dabei auch die Teamleitung, die es in dieser Phase scheinbar niemandem wirklich recht machen kann. Einerseits wird auch ihre formale Machtposition auf unterschiedliche Weise von einzelnen Teammitgliedern in Frage gestellt und andererseits wird in Krisensituationen von ihr eine konsequente Vorgehensweise eingefordert. Vor allen Dingen in schwierigen Situationen soll die Teamleitung dann wieder die **Verantwortung** allein tragen und entsprechende Entscheidungen treffen. Oftmals stellen gerade diese Entscheidungen dann den erneuten Grund für eine weitere Auseinandersetzung dar. Die Entstehung dieses **Kreislaufs** sollte von Beginn an verhindert werden, weil die Teammitglieder ansonsten auf diese Weise die Möglichkeit haben, sich der Verantwortung permanent zu entziehen.

Konflikte

Die auftretenden Konflikte in dieser Phase gehören zum Entwicklungsprozess des Teams und sind notwendig, um grundlegende Strukturen und Machtverhältnisse innerhalb des Teams auszubalancieren. Viele Menschen vermeiden Konflikte, bringen sie nicht zur Sprache und hoffen heimlich darauf, dass sich der Konflikt von selbst auflöst. Doch diese Art der „Konfliktbearbeitung“ ist nicht ratsam. In aller Regel lösen sich Konflikte nicht einfach in Luft auf, sondern verstärken sich durch diese **Vermeidungshaltung** zunehmend. Nicht die Konflikte selbst, sondern ausschließlich die Art und Weise der **Konfliktaustragung** beeinträchtigen die Leistungsfähigkeit eines Teams. Deshalb sollten im Rahmen der Teamentwicklung nicht die Konflikte an sich vermieden werden, sondern das Team muss lernen, diesen fair und offen zu begegnen. Geschieht dies nicht, wirken sich die unbearbeiteten Konflikte langfristig negativ auf die Motivation, die Art und Weise der Zusammenarbeit und die Leistungsfähigkeit des Einzelnen und des gesamten Teams aus. Dies kann soweit gehen, dass der gesamte Entwicklungsprozess stagniert und das Team es nicht schafft, sich aus der Kampfphase zu befreien und weiterzuentwickeln.

Werden Konflikte in einem Team verdrängt, müssen sich die Teammitglieder mit den negativen Auswirkungen arrangieren. Dies wirkt sich demotivierend auf das Team aus und geht nicht selten mit mangelndem Engagement für die Arbeit einher.

Gute Vorbereitung

Der Grundstein für den Umgang mit Konflikten wird bereits in der Orientierungsphase gelegt. Zu diesem Zeitpunkt lernen sich die Teammitglieder besser kennen, entwickeln gemeinsame Umgangsformen und beginnen damit, eine eigene **Kommunikationskultur** aufzubauen. Das Kommunikationsverhalten des Teams ist im Rahmen der Konfliktentstehung und -bearbeitung von großer Bedeutung (☞ 5.2.1). Aus diesem Grund muss bereits in der Orientierungsphase damit begonnen werden, das Kommunikationsverhalten der Teammitglieder positiv zu prägen. Die in der Anfangsphase stattfindenden Teamübungen und Gespräche tragen dazu bei, die Kommunikation zwischen allen Beteiligten zu fördern und die dafür benötigte **Vertrauensbasis** zu schaffen (☞ 4.3).

Nutzen

Trotz aller zuvor genannten Schwierigkeiten ist die Kampfphase für das Team keine schlechte, sondern im Gegenteil eine äußerst nützliche Phase. Werden die auftretenden Auseinandersetzungen und Konflikte von den Teammitgliedern positiv bewältigt, trägt dies erheblich zur persönlichen **Weiterentwicklung** des Einzelnen bei und wirkt sich positiv auf die Zusammenarbeit und die Leistungsfähigkeit des Teams aus. Ein offener Umgang mit Konflikten hat für das Team folgende Vorteile:

- Frustrationen und Enttäuschungen können offen angesprochen werden, was die Situation entspannt.
- Konflikte werden frühzeitig erkannt, verschleppen sich nicht.

- Die Kommunikation wird gefördert.
- Die Beziehungen untereinander werden gestärkt.
- Die Identifikation mit dem Team steigt.
- Soziale Kompetenzen werden weiterentwickelt.
- Die Teammitglieder können die Stärken und Schwächen des Einzelnen besser wahrnehmen.
- Das Leistungspotenzial wird nicht durch unbewältigte Konflikte gehemmt.
- Es geht weniger Zeit und Energie verloren.
- Das Team ist arbeitsfähig.

Tipps für die Praxis

- ▶ Den Teammitgliedern wiederholt in Erinnerung rufen, welche Entwicklungsschritte in dieser Phase prägend sind und erneut vermitteln, dass Konflikte zum Entwicklungsprozess dazugehören.
- ▶ Angriffe auf die Position der Teamleitung nicht persönlich nehmen, sondern als „Abnabelungsversuch" der Teammitglieder werten.
- ▶ Extreme Verhaltenstendenzen bezüglich ihrer Auswirkung auf die anderen Teammitglieder im Rahmen von beziehungsbetonten Teamsitzungen ansprechen (☞ 5.2.2.).
- ▶ Als Teamleitung nicht der Versuchung erliegen, alles für „seine" Teammitglieder regeln zu wollen. Die Teammitglieder müssen lernen, auch in Krisensituationen die Verantwortung für das eigene Handeln zu übernehmen.
- ▶ Als Teamleitung einen offenen Umgang mit Konflikten vorleben.

5.2 Entwicklungsfördernde Kommunikationsstrukturen

Die Konfrontation mit unterschiedlichen Standpunkten und gegensätzlichen Meinungen führt in einem Team regelmäßig zu Konflikten. Die damit einhergehenden Auseinandersetzungen dürfen jedoch nicht vermieden werden, weil die unbearbeiteten Konflikte den gemeinsamen Entwicklungsprozess hemmen. Das Team muss in dieser Phase lernen, sich gegensätzlichen Meinungen zu stellen und Konflikte konstruktiv auszutragen. Die Teamleitung muss ihre Mitglieder in dieser schwierigen Zeit unterstützen und die zur Bearbeitung notwendigen Strukturen etablieren. Von besonderer Bedeutung ist die Schaffung von geeigneten Kommunikationsstrukturen innerhalb des Teams.

5.2.1. Kommunikation und Konfliktentstehung

Jeder Mensch hat einen individuellen **„Wahrnehmungsfilter"**, der sich durch individuelle Erfahrungen ausgeprägt hat. Deshalb können die einzelnen Teammitglieder identische Ereignisse, Situationen und Darstellungen völlig different betrachten und bewerten. In diesem Zusammenhang trägt die individuelle Wahrnehmung erheblich zur Konfliktentstehung und -verschärfung bei. In Konfliktsituationen neigen Menschen dazu, einseitig und eingeschränkt wahrzunehmen. Deshalb werden in belastenden Situationen beispielsweise nur die negativen Aussagen oder Verhaltensweisen der anderen Teammitglieder wahrgenommen. Verläuft in diesen Konfliktsituationen die Kommunikation mangel- oder fehlerhaft, sind die Beteiligten darauf angewiesen, das Verhalten ihres Gegenübers zu interpretieren, was wiederum auf der Basis ihrer individuellen Wahrnehmung geschieht. Der Vorgang dieser gegenseitigen **Verhaltensinterpretationen** ist regelmäßig konfliktauslösend und -verschärfend. Durch ein offenes Kommunikationsverhalten können Fehlinterpretationen im Team verhindert werden oder zu deren Klärung beitragen.

Der Wahrnehmungsfilter eines Menschen prägt sich individuell aufgrund seiner Erfahrungen aus. Deshalb können Konflikte nur dann positiv bearbeitet werden, wenn nicht darüber entschieden wird, wer mit seiner Wahrnehmung recht hat, sondern wie man trotz unterschiedlicher Wahrnehmungen konstruktiv miteinander umgehen kann.

Sach- und Beziehungsebene

Im Gegensatz zu privaten Beziehungen wird in Arbeitsbeziehungen meist sehr viel Wert darauf gelegt, dass alle Konflikte und Auseinandersetzungen auf der **Sachebene** angesprochen und ausgetragen werden. Fälschlicherweise gilt dies sogar als herausragende Leistung und die betreffenden Personen rühmen sich mit ihrer vermeintlichen Fähigkeit. Bringen hingegen Beteiligte Beziehungsaspekte zur Sprache, werden diese oftmals als nicht relevant für die inhaltliche Auseinandersetzung abgetan. Es geht sogar soweit, dass die betreffenden Personen als unsachlich hingestellt und dementsprechend behandelt werden. Dabei sind diese Personen einfach schon ein Schritt weiter. Gerade die **Beziehung** zwischen den Beteiligten ist ausschlaggebend dafür, auf welche Art und Weise der Konflikt auf der Sachebene ausgetragen wird. Ist die Beziehungsebene zwischen den beteiligten Personen störungsfrei, werden Verhaltenweisen und Äußerungen hingenommen, die gleichzeitig bei anderen Personen Anlass für Konflikte sind, wenn die Beziehung zwischen den Beteiligten gestört ist.

Jeder Konflikt weist Störungen auf der Sachebene und der Beziehungsebene auf. Somit ist es nicht möglich, einen Konflikt inhaltlich zu bearbeiten, ohne dabei die Beziehung zwischen den beteiligten Personen mit einzubeziehen. Deshalb müssen zuerst die **Beziehungsumstände** beleuchtet werden, bevor es zu einer inhaltlichen Klärung kommen kann. Wird die Beziehungsebene in den Hintergrund und die Sachebene in den Vordergrund gestellt, bildet sich ein verschlossenes, unehrliches und defensives Kommunikationsmuster aus. Nur wenn beide Ebenen gleichberechtigt behandelt werden, kann sich ein offenes und konstruktives **Kommunikationsmuster** ausbilden, was wiederum die Grundlage für eine konstruktive Zusammenarbeit innerhalb des Teams ist.

Externe Experten

Nicht immer können bestehende Konflikte vom Team selbst bearbeitet und einer Lösung zugeführt werden. Sind die beteiligten Personen durch die verschiedenen Prozesse des Wahrnehmens, Fühlens und Handelns so fest ineinander verstrickt, werden sie zunehmend unfähig, den Konflikt konstruktiv zu beenden. Auch die Unterstützung der Teamleitung ist in diesen Fällen nicht ausreichend für die Konfliktbewältigung. Deshalb sollten bei eskalierenden Konflikten unbedingt externe **Mediatoren** hinzugezogen werden. Darüber hinaus sollten die Mediatoren über eine spezielle Qualifikation für Konflikte am Arbeitsplatz verfügen (workplace-mediation). Mediatoren sind auf die Bearbeitung von Konflikten spezialisiert und verfügen über die notwendige fachliche, methodische, konzeptionelle und soziale Kompetenz, um einen eskalierenden Konflikt einer Lösung zuzuführen.

Mediation darf nicht mit Formen der **Supervision** gleichgesetzt werden. Während sich die Supervision vorwiegend zur Konfliktprävention eignet, ermöglicht die Mediation sowohl eine Konfliktprävention als auch eine konstruktive, lösungsorientierte Konfliktbearbeitung im Team. Im Konfliktfall muss die Teamleitung sehr sorgfältig prüfen, ob sie selbst noch die Aufgabe der Konfliktregelung übernehmen kann, oder es sinnvoller für das Team ist, sich von Mediatoren unterstützen zu lassen.

5

Die Unterstützung von Mediatoren ist in folgenden **Situationen** sinnvoll:

- wenn Konfliktlösungsprozesse von Vorgesetzten wegen ihres eigenen **Beteiligungsgrades** am Konflikt nicht mehr unterstützt werden können. Hierbei gilt das folgende Grundprinzip: Je mehr ein Vorgesetzter selbst an dem Konflikt beteiligt ist und eigene Interessen verfolgt, desto weniger kann er als neutrale Person die Konfliktbeteiligten bei der Lösungsfindung unterstützen. Sobald eigene Interessen betroffen sind, kann die notwendige Neutralität nicht mehr gewährleistet werden
- wenn Konflikte das Team beherrschen und jeder bisherige Lösungsansatz **erfolglos** war
- wenn die Art und Weise der Konfliktaustragung unfaire Formen annimmt und die Leistungsfähigkeit des gesamten Teams herabgesetzt ist
- wenn die Teamleitung nicht in der Lage ist oder sich einfach nicht zutraut, Konflikte offen und konstruktiv anzugehen. Zu berücksichtigen ist dabei allerdings, dass es sehr viele Führungs-

kräfte gibt, die sich dies zwar zutrauen, aber letztendlich dazu beitragen, dass der Konflikt weiter eskaliert. Dies ist darin begründet, dass nicht nur der „Wille“ zählt, sondern fachliche, methodische und soziale Kompetenzen zur Konfliktbearbeitung nötig sind. Für jede Teamleitung ist daher ein umfangreiches Training in diesem Bereich unbedingt notwendig.

Tipps für die Praxis

- Immer berücksichtigen, dass es im Konfliktfall nicht darum geht, wer Recht hat, sondern wie sich beide Seiten konstruktiv einer Lösung annähern können.
- Beobachtete Fehlinterpretationen als Beteiligte jederzeit offen ansprechen.
- Teammitglieder durch die anderen Mitglieder aufmerksam machen lassen, wenn diese in bestimmten Situationen die Beziehungs- und die Sachebene vermischen. Dies kann jedoch nur von kompetenten Teammitgliedern gewährleistet werden; ansonsten entstehen hierdurch neue Konflikte.
- Teammitgliedern ermöglichen, die persönliche Kommunikations- und Konfliktkompetenz im Rahmen von geeigneten Trainings zu erweitern.
- Externe Mediatoren möglichst schon frühzeitig einschalten, um zu verhindern, dass das gesamte Team auseinander bricht und sich die Fronten verhärten.

5.2.2 Teamtreffen je nach Ziel und Inhalt

In Bezug auf die **Kommunikation** trägt die Teamleitung eindeutig eine größere Verantwortung als die Teammitglieder. Zum einen muss sie strukturelle Bedingungen schaffen, die eine offene Kommunikation unter allen Beteiligten ermöglicht, und zum anderen muss sie selbst eine offene Kommunikation im Umgang mit ihren Mitarbeitern pflegen.

Sach- und Beziehungsebene in der Kommunikation

In vielen Teams ist die Kommunikation auf der Sach- und der Beziehungsebene gleichermaßen defizitär. Beispielsweise verläuft die **Informationsweiterleitung und -aufbereitung** in einem Team eher zufällig und unkoordiniert statt geplant. In der Praxis führt dies häufig dazu, dass wichtige Informationen überhaupt nicht, nur unvollständig oder an die falschen Stellen weitergeleitet werden. Diese mangelhafte Kommunikation hat sehr oft, je nach Art der Information, weitreichende Folgen für die Teammitglieder und in aller Regel auch für die Kunden. Die Konsequenzen dieser fehlerhaften Kommunikationspolitik müssen dann von dem Einzelnen oder dem Team getragen werden, was regelmäßig sehr viel Zeit in Anspruch nimmt und mit einem zusätzlichen, durchaus vermeidbaren **Kostenaufwand** verbunden sein kann.

Damit sehr oft einhergehend ist auch die Kommunikation auf der Beziehungsebene in Teams äußerst mangelhaft. Zum Beispiel werden aufgetretene Fehler einzelnen Personen lieber vorwurfsvoll „unter die Nase gehalten", anstatt den Betreffenden ein konstruktives Feedback zu bieten, das er auch für sich verwerten kann. In dieser Situation führt das gestörte **Kommunikationsverhalten** auf der Beziehungsebene oft dazu, dass sich die Personen angegriffen fühlen und mit der rein sachlichen Aussage des Vorwurfs auch nicht mehr auseinander setzen können, weil die gestörte Beziehungsebene alles überschattet. Dieses mangelhafte Kommunikationsverhalten führt immer zu erheblichen Reibungsverlusten und Konflikten zwischen den Beteiligten. Werden diese dann nicht bearbeitet, werden sachliche Informationen sehr oft auch als **Machtmittel** missbraucht. Beispielsweise werden wichtige Informationen einfach vorenthalten oder nur unvollständig an die betreffenden Personen weitergeleitet. Dies führt in aller Regel zu einer Verschärfung des Konflikts und nicht selten folgt darauf ein Gegenschlag.

Um die vielfältigen negativen Auswirkungen einer mangelhaften Kommunikation zu vermeiden, muss diese im Rahmen der Teamentwicklung eindeutig verbessert werden. Eine Veränderung im Kommunikationsverhalten kann nur langsam herbeigeführt werden und nur erfolgreich sein, wenn sowohl die Sachebene als auch die

Beziehungsebene in den Veränderungsprozess einbezogen werden. Um dies zu erreichen, müssen demnach auch unterschiedliche **Besprechungsarten** und **Begegnungsmöglichkeiten** für das Team etabliert werden.

Um die Zusammenarbeit zwischen einzelnen Teams zu verbessern, muss auch die teamübergreifende Kommunikation gezielt gefördert werden. Dementsprechend sollten auch bei der Gestaltung der teamübergreifenden Besprechungen sowohl die Sachebene als auch die Beziehungsebene berücksichtigt werden.

Teamtreffen differenzieren

Teamzusammenkünfte können entsprechend ihrer Zielsetzung und der inhaltlichen Schwerpunkte in zwei Kategorien unterteilt werden:

- Bei der ersten Kategorie liegt der Schwerpunkt im Austausch von **sachlichen Informationen** und organisatorischen Aspekten. Dementsprechend muss die Struktur dieser Besprechungen sicherstellen, dass alle relevanten Informationen und Themen vollständig und der jeweiligen Situation angemessen besprochen werden. Hierzu gehören beispielsweise reguläre Dienstbesprechungen, Übergaben und teaminterne oder teamübergreifende Morgenrunden sowie generell alle Besprechungen, die ihren Schwerpunkt in der inhaltlichen Auseinandersetzung haben.
- Bei der zweiten Kategorie liegt der Schwerpunkt im Bereich der **zwischenmenschlichen Kommunikation.** Diese Treffen dienen ausschließlich dazu, das Kommunikationsverhalten auf der Beziehungsebene zu verbessern, Konflikten vorzubeugen, diese aufzuspüren und zu bearbeiten und die Zusammenarbeit im Team zu analysieren.

Die Durchführung solcher Besprechungen erfordert von der Teamleitung viel Fingerspitzengefühl. Ist die **Beziehungsarbeit** erst in den Anfängen, verhält sich das Team sehr oft passiv und muss dementsprechend erst langsam an diese Form der Auseinandersetzung herangeführt werden. Deshalb muss sich die Teamleitung sehr sorgfältig auf diese Treffen vorbereiten und sollte gerade in der Anfangszeit unterschiedliche Teamübungen integrieren. Zudem muss berücksichtigt werden, dass diese Form der Auseinandersetzung auch gewisse Kenntnisse und Fertigkeiten bei den Teammitgliedern voraussetzt. Beispielsweise müssen Gesprächs- und Feedbacktechniken angewendet werden, die im Rahmen von Fortbildungen und Trainings vermittelt werden können und zudem die **Reflexionsfähigkeit** der Beteiligten steigern sollten.

Obwohl bei jeder Zusammenkunft die Sach- und die Beziehungsebene gleichermaßen von Bedeutung ist, unterscheiden sich die zuvor dargestellten Kategorien deutlich in ihrer Zielsetzung. Deshalb müssen diese Treffen auch unterschiedlich gestaltet und strukturiert werden und sollten unbedingt auch zeitlich getrennt voneinander stattfinden. Dadurch vermittelt die Teamleitung ihren Mitgliedern, dass sowohl der Sachaspekt als auch der Beziehungsaspekt als gleichermaßen wichtig für die Zusammenarbeit innerhalb des Teams erachtet werden. Sie schafft für beide Bereiche einen angemessenen Raum.

5

Kein Interesse?

Fallbeispiel

Der „Ambulante Pflegedienst Müller" veranstaltet alle drei Wochen eine 90-minütige Dienstbesprechung; für die Mitarbeiter besteht dabei Anwesenheitspflicht. Besprochen werden organisatorische Veränderungen, allgemeine Informationen, Qualitätsaspekte und Probleme im Team. Anschließend finden die Fallbesprechungen der insgesamt 45 Kunden statt. Das Problem ist, dass trotz strikter Anwesenheitspflicht und der Androhung von Sanktionen die Teilnahme der Mitarbeiter stetig nachlässt. Dies wirkt sich beispielsweise deutlich negativ auf die Informationsweiterleitung und die Versorgung der Kunden aus.

In dem Fallbeispiel wird deutlich, welche negativen Folgen schlecht geplante Teamtreffen haben können: Innerhalb der 90 Minuten wird eine Fülle von Informationen weitergeleitet und gleichzeitig

soll das Team Probleme in der Zusammenarbeit bearbeiten. Zudem finden die Fallbesprechungen ebenfalls im Rahmen dieser Treffen statt. Problematisch ist dabei einerseits, dass sich die Inhalte zu sehr vermischen und andererseits, dass auch die dafür zur Verfügung stehende Zeit einfach nicht ausreicht, um tatsächlich allen Themen gerecht zu werden.
Hinzu kommt, dass die Mitarbeiter jeweils nur die Kunden ihrer eigenen Tour wirklich gut kennen und ihnen die anderen Kunden weitgehend fremd sind. Dementsprechend gering ist auch das Interesse an den Fallbesprechungen der ihnen fremden Kunden. Zudem können diese Fallbesprechungen unmöglich zur einer besseren Kundenversorgung beitragen, weil allein schon rein rechnerisch jeder Kunde höchstens 90 Sekunden besprochen werden kann.
Somit ist die **Verweigerung** der Teilnahme in solchen Fällen meist nur eine Frage der Zeit oder eine Frage der Sanktionen, wobei diese nichts an der Sinnlosigkeit solcher Besprechungen ändern!

5

Organisation von Teamtreffen

Wie das vorherige Fallbeispiel zeigt, hängt der Erfolg von Besprechungen wesentlich von deren Gestaltung ab. Dabei sollten die folgenden Aspekte berücksichtigt werden:

- Organisatorische Besprechungen sollten immer **getrennt** von „Beziehungsbesprechungen" stattfinden. Die damit verbundene **Zielsetzung** muss allen Beteiligten bekannt sein.
- Die **Thematik** des Treffens sollte den Beteiligten bereits vorher schon bekannt sein. Werden beispielsweise organisatorische Veränderungen besprochen und wichtige Entscheidungen gefällt, müssen die Teammitglieder die Möglichkeit haben, sich darauf auch inhaltlich vorzubereiten. Geschieht dies nicht, basieren getroffene Entscheidungen oftmals auf dem „Überrumpelungsaspekt". Es kommt dann häufig vor, dass bereits getroffene Entscheidungen erneut diskutiert werden müssen, weil sich die Beteiligten erst im Anschluss an das Meeting inhaltlich mit dem Thema auseinander setzen konnten.
- Der **Zeitrahmen** für die Besprechung sollte dem Thema angemessen sein und zur Bearbeitung ausreichen. Regelmäßig werden un-

liebsame Themen im Rahmen einer Besprechung als letztes angesprochen. Diese Verzögerungstaktik führt häufig dazu, dass das Thema zwar kurz erwähnt wurde, aber für die inhaltliche Auseinandersetzung dann keine Zeit mehr bleibt. Zurück bleibt in aller Regel ein uninformiertes Team, das sich nur auf seine Spekulationen verlassen kann.

- Unabhängig von der Zielsetzung und dem Schwerpunkt von Teamzusammenkünften sollten diese immer **regelmäßig** und in festen **Abständen** durchgeführt werden. Beispielsweise werden besonders gerne „beziehungsbetonte" Treffen verschoben. Doch auch wenn die Teammitglieder signalisieren, dass es im Moment überhaupt keine Spannungen, Probleme oder gar Konflikte gibt, ist die Durchführung solcher Treffen unbedingt beizubehalten. Oftmals werden Konflikte einfach nicht wahrgenommen oder das Team versucht, ihnen auszuweichen. Werden Teamtreffen in solchen Situationen verschoben, können sich die Teammitglieder ihrer Verantwortung entziehen. Hier muss eindeutig die Teamleitung die Initiative ergreifen und auf diese Treffen bestehen.
- Teamtreffen finden meist zu selten statt. Beispielsweise ist es wenig sinnvoll, **Konflikte** nur alle sechs oder acht Wochen zu bearbeiten. In diesem langen Zeitraum haben sich viele Streitpunkte und Verhaltensweisen bereits so verfestigt, dass die Bearbeitung meist wesentlich schwerer und zeitintensiver verläuft. Wünschenswert wären beziehungsbetonte Treffen alle 14 Tage und organisatorische Besprechungen ebenfalls alle zwei Wochen. Selbstverständlich sollte es auch möglich sein, außerplanmäßige Besprechungen jederzeit einzuberufen.
- Es sollten jeweils nur die notwendigen **Beteiligten** bei einer Zusammenkunft dabei sein, da ansonsten das Interesse an den Besprechungen nachlässt.
- Die Besprechungen sollten generell von einer Person moderiert werden. Hierdurch kann der Verlauf effektiver gesteuert werden. Die **Moderation** muss nicht zwangsläufig von der Teamleitung übernommen werden. Voraussetzung ist allerdings, dass die Person über Kenntnisse im Bereich der Moderation verfügt und jeweils geeignete Techniken anwenden kann. Aus Zeit-, Kosten- und Motivationsgründen ist es nicht sinnvoll, die Durchführung

einer Moderation ohne entsprechende Kenntnisse von den Teammitgliedern zu verlangen.

- Es sollte immer ein **Protokoll** geführt werden. In der darauf folgenden Sitzung sollte zu Beginn wieder darauf Bezug genommen werden. Die Protokollführung sollte schon im Voraus festgelegt werden, da die Suche nach einem Protokollanten in der Besprechungssituation recht zeitaufwändig sein kann. Auch die Form des Protokolls und der Umgang damit sollte festgelegt werden.
- Das Team sollte verbindliche **Kommunikationsregeln** für sich aufstellen.
- Die Besprechungen müssen unbedingt **störungsfrei** stattfinden.
- Das **Ambiente** und das leibliche Wohl spielen eine große Rolle. Deshalb sollte der Besprechungsraum ansprechend gestaltet sein und Getränke und Snacks angeboten werden. Dieser Aspekt ist gerade bei Teamtreffen, deren Schwerpunkt im Bereich der Beziehungsarbeit liegt, von großer Bedeutung. Beispielsweise kann es gerade in Konfliktsituationen sehr hilfreich sein, das Teamtreffen außerhalb der Einrichtung durchzuführen.
- Ist die Beteiligung von Seiten der Mitarbeiter bei den unterschiedlichen Besprechungen gering, sollte auf keinen Fall mit **Sanktionen** gedroht werden. Im Vordergrund sollte immer stehen, herauszufinden, warum die Teilnahme so gering ist. Zu 90 % liegt dies allein an der Gestaltung und Durchführung der Teamtreffen, also hauptsächlich im Einflussbereich der verantwortlichen Teamleitung.

Tipps für die Praxis

- ▶ Überprüfen, ob die vorhandenen Kommunikationsstrukturen die beschriebenen Anforderungen erfüllen.
- ▶ Dafür sorgen, dass inhaltliche Besprechungen und beziehungsbetonte Teamtreffen gleichberechtigt etabliert werden.
- ▶ Akzeptieren und berücksichtigen, dass je nach Entwicklungsphase und Teamsituation die beziehungsbetonten Treffen in den Vordergrund gestellt werden müssen.
- ▶ Gemeinsam mit dem Team erarbeiten, wie die Kommunikationsstruktur innerhalb des Teams verbessert werden kann.

- Bei mangelndem Interesse der Teammitglieder analysieren, woran dies liegt.
- Die Teammitglieder benennen lassen, was sie an den Besprechungen und Teamtreffen positiv und negativ finden. Hierzu eignet sich die Methode der Kartenabfrage (☞ 6.3.1.).
- Anschließend gemeinsam mit dem Team erarbeiten, welche Verbesserungen vorgenommen werden können.

5.3 Übungen zur Förderung der Teamkommunikation

Neben der Entwicklung von geeigneten Kommunikationsstrukturen gehört es zum Aufgabenbereich der Teamleitung, auch in dieser Phase die Entwicklungsprozesse des Teams durch gezielte Teamübungen zu unterstützen. Die in diesem Abschnitt vorgestellten Teamübungen sollen dabei lediglich als Orientierungshilfe dienen und können jederzeit auf die Bedürfnisse und Anforderungen des jeweiligen Teams abgestimmt und entsprechend verändert werden.

5.3.1. Verhaltensweisen und Kommunikationsmuster

Das Team arbeitet in dieser Phase schon einige Zeit zusammen und es haben sich sowohl positive als auch negative **Verhaltens- und Kommunikationsmuster** im Team ausgeprägt. Die Zielsetzung in dieser Phase besteht unter anderem darin, die Kommunikationsfähigkeit der einzelnen Teammitglieder zu verbessern. Die nachfolgenden Teamübungen zeigen auf, wie eine Sensibilisierung bei den Teammitgliedern erreicht und im weiteren Verlauf ausgebaut werden kann.

Sensibilisierung

Die Auseinandersetzung mit dem eigenen Kommunikationsverhalten fällt einzelnen Teammitgliedern oftmals leichter, wenn **zuvor** die Thematik lösgelöst von ihnen bearbeitet wurde. In dem ersten Teil dieser Teamübung (☞ Tab. 20) können sich die Teammitglieder daher dem Thema langsam annähern, ohne sich schon den Schwächen und Stärken im eigenen Kommunikationsverhalten stellen zu müssen.

Anwendung:	zu Beginn der thematischen Auseinandersetzung
Ziel	• thematische Sensibilisierung • Aufzeigen von Verhaltensweisen und Kommunikationsmustern, die zur Entstehung bzw. zur Verschärfung eines Konfliktes beitragen • Kommunikationsförderung im Team • Wahrnehmung der anderen Teammitglieder • Vorbereitung auf Übung II
Teilnehmer	Das gesamte Team
Arbeitsauftrag	Die Teammitglieder sollen in einem Brainstorming zusammentragen, was sie unter „guter" und „schlechter" Kommunikation verstehen. Karten (zwei Farben) und dicke Stifte bereithalten Die Begriffe sollen auf farblich unterschiedliche Kärtchen geschrieben werden. Beispielsweise alle positiven Punkte auf grüne und alle negativen Punkte auf rote Karten. Dauer: ca. fünf bis zehn Minuten
Hinweise an die Teilnehmer	• von den Teilnehmern beschriebene Verhaltensweisen (noch) nicht auf das eigene Team beziehen, sondern allgemein zutreffend formulieren • pro Karte nur eine Verhaltensweise bzw. nur einen Punkt aufschreiben (möglichst groß schreiben) • positive und negative Verhaltensweisen trennen (auf die Farbe achten) • auf verbale und nonverbale Aspekte gleichermaßen achten • deutlich darauf hinweisen, dass es nicht um das eigene Team geht
Auswertung	Die Karten werden gemeinsam im Plenum ausgewertet: Bei kleineren Teams kann es im Rahmen dieser Kommunikationsübung sehr sinnvoll sein, dass jedes Teammitglied seine eigenen Karten vorstellt. Bei größeren Teams kann diese Vorgehensweise Unruhe hervorrufen und ist deshalb nicht für jedes Team geeignet. Überschriften für die Zuordnung vorbereiten! Dauer: ca. eine bis drei Karten pro Minute
Feedback	– Entfällt – Feedback erst nach Teil II durchführen

Tab. 20: Teamübung Teil 1

5

Stärken und Schwächen des Teams

Nachdem die erste Sensibilisierung stattgefunden hat, können die Teammitglieder an die Auseinandersetzung mit ihren eigenen Verhaltensweisen herangeführt werden. Die sich nun anschließende Teamübung (☞ Tab. 21) nimmt auf den ersten Teil Bezug und lässt die Teammitglieder die Kommunikations- und Verhaltensmuster im eigenen Team reflektieren. Zudem ist diese Übung sinnvoll, wenn **Kommunikationsregeln** im Team erarbeitet werden sollen. Auf der Basis der momentan ausgeprägten Kommunikationsmuster ist es den Teammitgliedern eher möglich, eigene Regeln und damit auch Zielsetzungen zu entwickeln, die zu einer Verbesserung der Kommunikation beitragen sollen.

5

Anwendung	im Anschluss an Teil 1
Ziel	• thematische Sensibilisierung • Förderung der Eigenreflexion • Eigen- und Fremdwahrnehmung verfeinern • Aufzeigen von teaminternen Verhaltensweisen und Kommunikationsmustern, die zur Entstehung bzw. zur Verschärfung eines Konfliktes beitragen • Darstellung von Stärken und Schwächen einzelner Teammitglieder bzw. des gesamten Teams • Kommunikationsförderung im Team • Vorbereitung auf die Definition eigener Teamregeln
Teilnehmer	das gesamte Team
Arbeits-auftrag	Die Teammitglieder sollen sich in Kleingruppen zusammenfinden und gemeinsam herausarbeiten, welche der in Teil 1 erarbeiteten positiven und negativen Verhaltensweisen momentan in ihrem Team das Kommunikationsverhalten prägen. Ergänzungen sollten selbstverständlich auch vorgenommen werden. Flip-Chart Papier und dicke Stifte bereithalten Zudem soll in den Kleingruppen erarbeitet werden, • wie die Teammitglieder auf negative Verhaltensweisen reagieren und wie sich diese im Team auswirken

	• wie die Teammitglieder auf positive Verhaltenweisen reagieren und wie sich diese im Team auswirken. Dauer: ca. 60-90 Minuten
Hinweise an die Teilnehmer	• Orientierung an Teil 1 dieser Teamübung • Zielsetzung der Übung benennen • keine einzelnen Teammitglieder als „Schuldige" suchen und benennen • auf verbale und nonverbale Aspekte gleichermaßen achten
Auswertung	Die Auswertung erfolgt im Plenum. Dabei stellt jede Kleingruppe einzeln ihre Arbeit anhand des Flip-Charts (oder anderer Materialien) vor und versucht, die anderen Teammitglieder am Entwicklungsprozess teilhaben zu lassen. Die Gruppe sollte in Ruhe präsentieren können. Abklären, ob Zwischenfragen erlaubt sind oder diese zum Schluss behandelt werden sollen. Haben alle Gruppen die Präsentation abgeschlossen, sollte die Teamleitung bzw. der Übungsleiter die gemeinsame Auswertung initiieren. Es ist sinnvoll, sich Eröffnungsfragen vorzubereiten. Beispielsweise kann abgefragt werden, wo die Gruppen übereinstimmende Verhaltensweisen beschrieben haben, wo Abweichungen bestehen und wie diese unterschiedlichen Wahrnehmungen zu erklären sind. Dauer: ca. 90-120 Minuten
Feedback	Beispielfragen: • Wie verlief die Zusammenarbeit in der Kleingruppe? • Wie wurde die Thematik empfunden? • Was ist besonders schwer oder leicht gefallen? • Gibt es individuelle Rückmeldungen? Teilnahme offen lassen Dauer: durchschnittlich ca. eine Minute pro Teilnehmer

Tab. 21: Teamübung Teil 2

Kommunikationsregeln

Nachdem sich das Team damit auseinander gesetzt hat, welche Verhaltensweisen und Kommunikationsmuster sich positiv und negativ auf das Team auswirken, sollen die Teammitglieder nun für sich selbst erarbeiten, durch welche Regeln sie positive Verhaltensweisen stärken und negative Verhaltensweisen abmildern können (☞ Tab. 22).

Anwendung	zum Abschluss dieser Teamübungen
Ziel	• Reflexion der vorherigen Übungen • eigene Verhaltens- und Kommunikationsrichtlinien aufstellen • Stärken und Schwächen konstruktiv bearbeiten • Sensibilitäten der anderen Teilnehmer wahrnehmen • schriftliche Fixierung der teaminternen Kommunikationsregeln
Teilnehmer	das gesamte Team
Arbeitsauftrag	Große Teams sollten sich in Kleingruppen zusammenfinden (höchstens sechs bis acht Personen). Bei kleineren Teams entfällt die Unterteilung in Kleingruppen und es werden alle Arbeitsschritte im Plenum durchgeführt. Jede Gruppe soll sich überlegen, welche Kommunikationsregeln sie innerhalb des Teams für wichtig erachtet. Die Teammitglieder sollen dabei berücksichtigen, welche Erwartungen sie an die anderen Mitglieder haben und was sie selbst zur Verbesserung der zwischenmenschlichen Kommunikation beitragen wollen. Dauer: ca. 60 Minuten
Hinweise an die Teilnehmer	• Es sollten keine konkreten Hinweise oder Formulierungsbeispiele von Seiten der Teamleitung erfolgen. • Die Zielsetzung muss genau benannt werden.
Auswertung	Die Untergruppen finden sich nun wieder im Team zusammen und präsentieren gegenseitig ihre Entwürfe. Die Schwierigkeit besteht anschließend darin, die einzelnen Kommunikationsregeln der Untergruppen zu vereinen. Dies bedeutet, dass nun aus den einzelnen

	Entwürfen gemeinsame Kommunikationsregeln erstellt werden sollen. Dazu müssen sich nun die Teilnehmer gemeinsam darüber verständigen, welche Regeln aufgenommen werden, wie diese formuliert und letztendlich schriftlich festgehalten werden sollen. Zudem sollten die Teammitglieder die schriftlich fixierten Regeln entsprechend ihrer eigenen Vorstellung visualisieren und gleichzeitig festlegen, wie sie auf die Einhaltung der Regeln im Alltag achten wollen. Kreativität bei der Visualisierung gefragt Dauer: durchschnittlich ca. 60-90 Minuten reine Erarbeitungszeit
Feedback	abschließende Befindlichkeitsrunde Möglichst jeder sollte sich äußern. Dauer: durchschnittlich ca. 5-15 Minuten insgesamt

Tab. 22: Teamübung Teil 3

Tipps für die Praxis

- Die Übungen zeitlich zusammenhängend durchführen.
- Die vorgestellten Übungen durch externe Trainings ergänzen.
- Das Training in Form eines Inhouse-Trainings durchführen. So wird sichergestellt, dass die Methoden und Inhalte speziell auf die Bedürfnisse des Teams ausgerichtet sind.

5.3.2 Konstruktives Feedback im Team

Ein wichtiger Lernprozess im Rahmen der Teamentwicklung ist die Übernahme von **Verantwortung.** Das Team muss sich damit auseinander setzen, dass nicht nur die Teamleitung oder die Rahmenbedingungen verantwortlich für eine gelungene Teamarbeit sind, sondern dass jedes Teammitglied zum gemeinsamen Teamerfolg beiträgt und die dementsprechende Verantwortung dafür übernehmen muss. Dies bedeutet unter anderem auch, dass die Teammitglieder mitverantwortlich für die persönliche Weiterentwicklung des Einzelnen sind. Um sich jedoch selbst besser organisieren zu können, die Leistung zu steigern und das Verhalten gegenüber anderen Personen verbessern zu können, benötigt der Einzelne die konstruktive **Rückmeldung** (das Feedback) der anderen Teammitglieder. Das Feedback unterstützt jedoch nicht nur den Empfänger in seiner persönlichen Entwicklung, sondern trägt auch dazu bei, dass der Feedbackgeber eigene Wünsche, Gefühle, Vorstellungen und Erwartungen formulieren kann. Dadurch trägt das Feedback erheblich dazu bei, die Beziehung zwischen einzelnen Personen innerhalb des Teams zu klären und diese in angespannten Situationen vorwärts zu bringen.

Feedback ist nicht nur im Rahmen von 360°-Beurteilungen sinnvoll, sondern sollte auch in der täglichen Zusammenarbeit genutzt werden.

5

Feedback-Grundsätze

Grundsätzlich muss das Feedback konstruktiv gestaltet werden. Konstruktiv bedeutet in diesem Zusammenhang, dass die Rückmeldung auf der **Beziehungsebene** so gestaltet sein muss, dass die inhaltliche Botschaft von dem Betroffenen auch angenommen werden kann. Dies ist nur möglich, wenn das Feedback achtsam und kränkungsarm gegeben wird. Nachfolgend sind einige Grundsätze für ein möglichst kränkungsarmes Feedback dargestellt.

Der **Feedback-Geber** sollte

- überprüfen, ob das Feedback momentan förderlich für die Situation und den Gesprächspartner ist
- überprüfen, ob die Beziehung „reif" dafür ist
- das Feedback nicht gegen den Willen des Empfängers aufdrängen aber durchaus versuchen, die Gründe für eine Ablehnung herauszufinden
- moralische Bewertungen vermeiden
- Verallgemeinerungen, beispielsweise „immer, nie, ständig, andauernd und jederzeit" unbedingt immer vermeiden

- immer nur im eigenen Namen sprechen und andere Personen nicht als Verstärkung der eigenen Aussage benutzen. Beispielsweise „Ich empfinde Deine Verhaltensweise ...“ statt „Die anderen finden auch, dass Du Dich ... verhältst“
- die Person immer direkt ansprechen. Ausweichende Formulierungen, wie beispielsweise „es soll ja auch Leute geben, die ...“ sollten unbedingt vermieden werden
- ICH-Botschaften statt DU-Botschaften äußern. Dies ist für den Empfänger nicht so kränkend und verurteilend
- im Rahmen des Feedbacks Interpretationen vermeiden oder diese als eigene Interpretation kenntlich machen. Konfliktauslösende Fehlinterpretationen können vermieden werden, indem der Feedback-Geber beispielsweise zurückmeldet, wie der Empfänger auf den Feedback-Geber gewirkt hat und welche Verhaltensweisen nach außen sichtbar waren
- die eigene Gefühlsreaktion auf die sich nach außen darstellende Verhaltensweise beschreiben. Beispielsweise „Auf mich hast Du in der Situation XY sehr kompromisslos und konfrontierend gewirkt, was ich persönlich als sehr verletzend empfunden habe, und dann bin ich dir erst mal aus dem Weg gegangen.“
- unbedingt auch positive Verhaltensweisen zurückmelden, da auch der Hinweis auf Stärken sehr viel Entwicklungspotenzial freisetzt.

Der Feedback-Empfänger sollte

- ruhig **zuhören,** nicht unterbrechen und das Gesagte aufnehmen
- eventuell Zwischenfragen stellen, sofern das Gesagte inhaltlich nicht nachvollzogen werden kann
- sich nicht sofort verteidigen und rechtfertigen oder versuchen, das Gesagte zu widerlegen
- auf keinen Fall sofort „zurückschießen“ und jede konstruktive Auseinandersetzung verhindern, indem er im Gegenzug die „Verhaltensverfehlungen“ des Feedback-Gebers aufzählt
- sich bei umfangreichen Gesprächen Notizen machen, um sich im Nachgang damit auseinander setzen zu können.

Die zuvor dargestellten Feedback-Grundsätze können sehr gut mit in die Erarbeitung der Kommunikationsregeln eingebunden werden.

Feedback trainieren

Die Einhaltung der Feedback-Grundsätze sind für die Teamkommunikation von elementarer Bedeutung. Die Anwendung dieser Grundsätze im Alltag kann jedoch nicht einfach angeordnet oder festgelegt werden, sondern muss von den Beteiligten eingeübt werden. Dies ist wichtig, damit die Teammitglieder gerade in schwierigen Situationen in der Lage sind, angemessen und konstruktiv auf ihr Gegenüber zu reagieren. Hierdurch können einige Konflikte innerhalb des Teams entschärft werden. Die nachfolgende Übung (☞ Tab. 23) soll exemplarisch aufzeigen, wie diese Fertigkeit im Team trainiert werden kann.

Bei dieser Übung ist es wichtig, dass die Teamleitung die **Gruppenzusammensetzung** steuert. Oftmals finden sich bei solchen Übungen gerade die Personen zusammen, deren Beziehung grundsätzlich schon relativ unbelastet ist. Es sollten jedoch möglichst die Teammitglieder zusammenkommen, die eine nicht ganz unbelastete Beziehung untereinander haben. Vor dem Team sollten diese Auswahlkriterien nicht dargelegt werden. Es ist deshalb ratsam, die Zusammensetzung im positiven Sinne zu steuern. Beispielsweise können die Teammitglieder durchnummerierte Kärtchen oder verschiedenfarbige Bonbons ziehen. Hierdurch ist zwar nicht gewährleistet, dass die Paarkonstellation immer der eigenen Vorstellung entspricht, aber zumindest ist die reine „Sympathiezusammensetzung“ verhindert.

Anwendung	Die Teilnehmer müssen sich bereits kennen.
Ziel	• Feedback-Grundsätze verinnerlichen • konstruktive Kritik äußern • eigene Wahrnehmungen formulieren und Grenzen aufzeigen • Fehlinterpretationen aufdecken • Gefühle äußern und Wünsche formulieren • konkrete Entwicklungsanregung bieten
Teilnehmer	alle Teammitglieder
Arbeitsauftrag	Teil 1: Übungsbogen vorbereiten (☞ Tab. 24) Die Teammitglieder finden sich in Zweiergruppen zusammen; jeder erhält den Übungsbogen „Feedback". Einzelarbeit Beide Übungspartner sollen sich nun zurückziehen und getrennt voneinander den Übungsbogen ausfüllen. Das Feedback sollte unbedingt schriftlich festgehalten werden, da diese Aufzeichnungen zu einem späteren Zeitpunkt noch einmal verwendet werden. Die Feedback-Geber sollten sich gründlich auf das nachfolgende Feedback vorbereiten können! Dauer: ca. 15-20 Minuten Einzelarbeit Teil 2: Partnerübung Nach der Einzelarbeit finden sich die beiden Teammitglieder wieder zusammen und geben ihrem Übungspartner das von ihnen vorbereitete Feedback. Die Übungszettel werden dabei nicht gegenseitig ausgetauscht; das Feedback wird verbal gegeben. Dabei müssen unbedingt die Feedback-Grundsätze eingehalten werden! Sind Kommunikations- und Feedbackregeln erarbeitet, sollten diese jedem Teammitglied unbedingt schriftlich als Orientierungshilfe vorliegen. Abschließend sollen die Übungspartner gemeinsam überlegen, wie jeder an seinen individuellen Schwächen arbeiten und die Stärken ausbauen kann. Diese Veränderungsstrategie soll ebenfalls auf dem Übungsbogen schriftlich festgehalten werden. Dauer: ca. 40-60 Minuten pro Paar je nach Intensität

5

Hinweise an die Teilnehmer	• Die Feedback-Grundsätze sollen einbezogen werden. • Die Übungspartner sollen sich in der Auswertung gegenseitig darauf aufmerksam machen, wenn einer von ihnen gegen die Feedback-Grundsätze verstoßen hat. • Die Intensität bestimmen die Beteiligten. • Der Zeitrahmen sollte zur Orientierung genannt werden. • Die schriftlichen Notizen verbleiben bei dem Feedback-Geber (also anonym). • Das Gesprochene soll absolut vertraulich behandelt werden.
Auswertung	findet im Rahmen der Durchführung nur zwischen den beiden Beteiligten statt
Feedback	Befindlichkeitsrunde Jeder muss sich äußern. Dauer: ca. fünf bis zehn Minuten

Tab. 23: Übung „Feedback"

5

Übungsbogen

Im Rahmen der Teamübung sollen alle Feedback-Inhalte auf dem nachfolgenden Übungsbogen **schriftlich festgehalten** werden (☞ Tab. 24). Einerseits werden dadurch im Rahmen der Übung keine wesentlichen Punkte vergessen und die Übungspartner können jederzeit darauf zurückgreifen. Andererseits stehen dadurch die Notizen auch für nachfolgende Übungen zur Verfügung. Die Feedback-Übung sollte nach drei bis sechs Monaten noch einmal aufgegriffen werden. Dabei sollten sich dieselben Paare zusammenfinden, wie in der ersten Übung. Um den Überblick zu behalten, sollte sich die Teamleitung deshalb während der ersten Teamübung aufschreiben, welche Paare zusammengearbeitet haben. Im Rahmen der **Wiederholungsübung** sollen sich die beiden Partner ihre alten Notizen anschauen und sich anschließend wieder gegenseitig ein Feedback geben. Gegenstand soll sein, in welchen Bereichen sich beispielsweise das Verhalten geändert hat und ob die Strategien sinnvoll waren. Abschließend sollen beide Übungspartner wieder neue Veränderungsstrategien festlegen, die zur derzeitigen Situation sinnvoll erscheinen. Auch dieses Feedback sollte wieder schriftlich festgehalten und bei einer erneuten Übung hinzugezogen werden.

Übungsbogen „Feedback"

Name des Feedback-Gebers: ....

Name des Feedback-Empfängers: ....

Datum: ....

Von diesen Verhaltensweisen solltest Du mehr zeigen:	Von diesen Verhaltensweisen solltest Du weniger zeigen:	Diese Verhaltensweisen sind optimal (nicht mehr und nicht weniger):	Ich wünsche mir von Dir ...., weil ....:

Gemeinsam festgelegte Veränderungsstrategie:

Tab. 24: Übungsbogen Feedback

Tipps für die Praxis

- Darauf achten, dass sich die Teammitglieder nicht nur im Rahmen dieser Übungen an die Feedback-Regel halten, sondern diese auch im Alltag umsetzen.

- Mit dem Team vereinbaren, dass sich die Teammitglieder gegenseitig auf Fehler aufmerksam machen. Dies stellt schon eine weitere Übungsmöglichkeit für ein Feedback dar.
- Beobachten, womit die Teammitglieder die meisten Schwierigkeiten haben und diese dann in den entsprechenden Teamübungen aufgreifen.

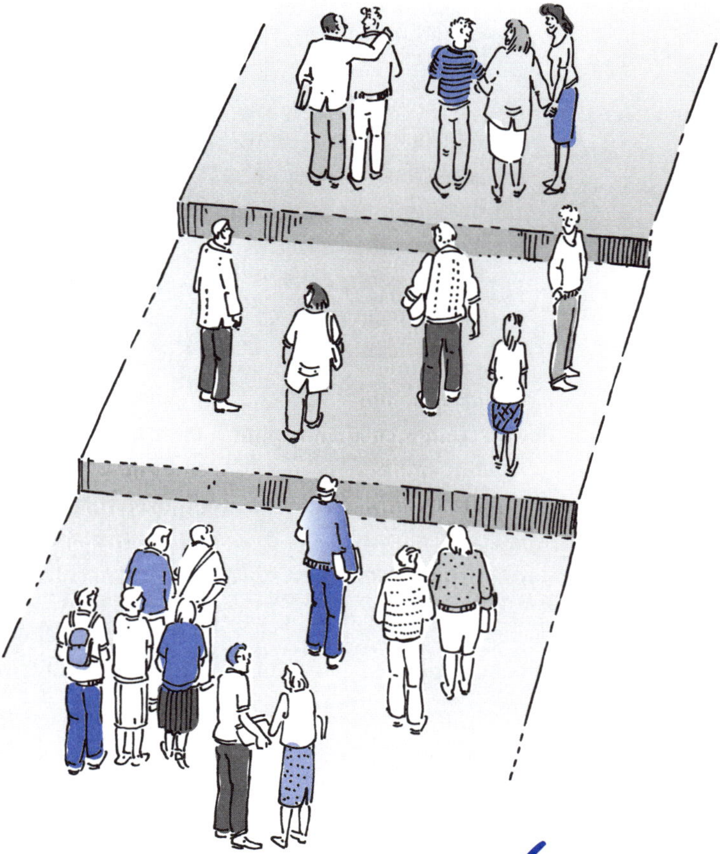

6

Phase 3 und 4 – Die Organisations- und die Verschmelzungsphase

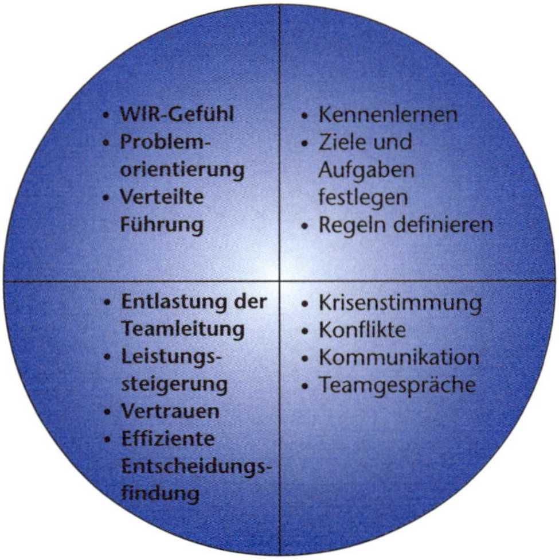
• WIR-Gefühl
• Problem-orientierung
• Verteilte Führung
• Kennenlernen
• Ziele und Aufgaben festlegen
• Regeln definieren
• Entlastung der Teamleitung
• Leistungs-steigerung
• Vertrauen
• Effiziente Entscheidungs-findung
• Krisenstimmung
• Konflikte
• Kommunikation
• Teamgespräche

Abb. 10: Die dritte und vierte Phase in der Teamentwicklung

6

In der Organisationsphase und der Verschmelzungsphase (☞ Abb. 10) zeigt sich sehr deutlich, wie intensiv sich das Team den Schwierigkeiten in der vorhergehenden Kampfphase gestellt hat und wie stabil die sozialen Beziehungen im Team sind.

6.1 Entwicklungsschritte in der Organisationsphase

Die dritte Phase der Teamentwicklung ist die Organisations-, Normierungs-, Offenheits- oder Norming-Phase. Im Weitesten stellt diese Phase eine Fortsetzung der Kampfphase dar, wenn in dieser nicht ausreichend an den Themen **Kommunikation** und Umgang mit **Konflikten** gearbeitet wurde.

6.1.1 Erfolgreiche Bemühungen aus der Vergangenheit

In der Kampfphase musste das Team erhebliche Schwierigkeiten bewältigen. Machtstreitigkeiten und Hoffnungslosigkeit führten zur Frustration und die Konflikte zwischen den Teammitgliedern nah-

men sogar noch zu. Diese hatten Schwierigkeiten zwischen Person und Sache zu trennen, was zu ausgeprägten **Konfrontationen** zwischen einzelnen Beteiligten führte. Das Team hat in dieser Zeit jedoch die notwendige Unterstützung von der Teamleitung erhalten und hat gelernt, mit diesen Konflikten konstruktiv und lösungsorientiert umzugehen. In diesem Zusammenhang haben die Teammitglieder für sich erkannt, wie elementar ein gut funktionierendes **Beziehungssystem** für die Bewältigung von Konflikten und eine erfolgreiche Zusammenarbeit ist. Um dies stabilisieren zu können, mussten sich die Teammitglieder intensiv mit den eigenen Verhaltensweisen und Kommunikationsmustern auseinander setzen. Die Bewältigung der Schwierigkeiten in der Kampfphase hat das Team in seiner Entwicklung deutlich nach vorne gebracht und die Basis für den Beginn einer vertrauensvollen Zusammenarbeit bereitet.
Im Prinzip stellt die Organisationsphase die **Erweiterung** einer gut verlaufenden Kampfphase dar. Dies bedeutet, dass durch gezielte Unterstützungsmaßnahmen das Team von der Kampfphase sehr schnell in die Organisationsphase geleitet werden kann (☞ Kap. 5).

■ *Ein Schritt nach vorne*

Im Vordergrund der Organisationsphase steht nun das Thema „Offenheit“. Gemeint ist hiermit, dass die Teammitglieder ihre Vertrauensbasis kontinuierlich weiter ausbauen und stabilisieren müssen. Dementsprechend ist die Reflexion der **Verhaltensweisen** und die stetige Verbesserung der **Teamkommunikation** auch in der Organisationsphase von großer Bedeutung. Auf keinen Fall dürfen die Entwicklungsmaßnahmen der Kampfphase eingestellt oder reduziert werden. Geschieht dies, läuft das Team Gefahr, wieder in die Verhaltensweisen der Kampfphase zurückzufallen.
Unterstützt durch die Teamleitung müssen die Teammitglieder in der Organisationsphase einen weiteren sehr wichtigen Entwicklungsschritt bewältigen. Um aus der Kampfphase herauszukommen, müssen sich die einzelnen Teammitglieder nun trauen, ihre individuellen Schwächen zu zeigen, Fehler offen einzugestehen und sich dem Team zu stellen. Dies ist allerdings nur möglich, wenn die Teammitglieder sich sicher fühlen und selbst erleben, dass ihnen

durch diese Offenheit keine Nachteile entstehen. Es muss beispielsweise möglich sein, Schwächen zu zeigen oder Fehler transparent zu machen, ohne den **Respekt** der anderen Teammitglieder zu verlieren oder gar mit Ausgrenzung rechnen zu müssen. Der Einzelne muss immer das sichere Gefühl haben, dass er von den anderen Teammitgliedern nicht verurteilt oder verspottet, sondern angemessen unterstützt wird.
Der Verlauf der Kampfphase spielt hierbei eine entscheidende Rolle. Konnte das Team seine Konflikt- und Kommunikationskompetenz nicht ausreichend erweitern, wird es den Teammitgliedern in der Organisationsphase nicht gelingen, die notwendige **Offenheit** zu zeigen. Die Weiterentwicklung wird daraufhin stagnieren, da ein offener Umgang ganz entscheidend zum **Leistungserfolg** eines Teams beiträgt.

Die Vorbildfunktion der Teamleitung darf auf keinen Fall unterschätzt werden. Alle Regeln, Absprachen und Ermahnungen helfen nichts, wenn die Teamleitung nicht selbst Offenheit gegenüber den Teammitgliedern zeigt und ein entsprechendes Kommunikationsverhalten im Umgang mit dem Team vorlebt.

Leistungssteigerung

Mit zunehmender Stabilisierung der zwischenmenschlichen Beziehungen steigt in dieser Phase auch die Leistungsfähigkeit des Teams. Die Leistungssteigerung ist dabei auf mehrere Faktoren zurückzuführen:

- Die interpersonalen Probleme aus der Kampfphase wurden von den Teammitgliedern gelöst. Das Team hat zudem gelernt, konstruktiv mit neu auftretenden Konflikten umzugehen und diese einer Lösung zuzuführen. Dementsprechend reduzieren sich die **Reibungsverluste** und das Team kann einen Großteil der nun freigesetzten Energie auf die Arbeitserfüllung richten.

- Durch das gegenseitige Vertrauen geben sich die Teammitglieder ein ehrliches und veränderungsorientiertes **Feedback,** statt sich gegenseitig Vorwürfe zu machen. Dadurch wird die persönliche Weiterentwicklung des Einzelnen gefördert und deren Kompetenz nimmt zu, was zur Leistungssteigerung des Teams beiträgt. Dieser Effekt wird außerdem durch die systematische 360°-Beurteilung verstärkt (☞ 3.3).
- Die Teammitglieder fühlen sich zufriedener und identifizieren sich zunehmend mit dem Team. Das **Gefühl** „an einem Strang zu ziehen" wirkt sich ebenfalls motivierend und damit auch leistungssteigernd aus.
- Das Team ist zunehmend in der Lage, sich selbst zu organisieren. **Arbeitsabläufe** werden selbstständig hinterfragt und effizienter gestaltet.
- Zudem verläuft der **Informationsfluss** wesentlich effektiver, wodurch ebenfalls die Qualität der Kundenversorgung deutlich steigt.
- Die Teammitglieder empfinden ein Zufriedenheits- und Sicherheitsgefühl. Dadurch entwickeln sie mehr **Selbstvertrauen** in ihre eigenen Fähigkeiten und bringen diese im Arbeitsalltag verstärkt ein. Davon profitiert das gesamte Team.
- Je weniger Reibungsverluste bestehen, desto effektiver werden die gesetzten Ziele erreicht, was sich motivierend auf das Team und den Einzelnen auswirkt.

Verhaltensnormen anpassen

Das Team ist einem kontinuierlichen Entwicklungsprozess ausgesetzt. Die Kommunikationsfähigkeit ist weitgehend von Offenheit geprägt, auftretende Konflikte werden konstruktiv einer Lösung zugeführt und die Kompetenz der Einzelnen erweitert sich zunehmend. Im Zusammenhang mit diesen vielfältigen Entwicklungsprozessen sind auch die teaminternen Verhaltensnormen einem stetigen **Wandel** unterworfen.

In der Organisationsphase verfestigen sich die zwischenmenschlichen Beziehungen und der soziale Umgang untereinander nimmt reifere Formen an. Dementsprechend ist es für die Teammitglieder in dieser neuen Entwicklungsphase sehr wichtig, sich mit den bereits bestehenden Verhaltensnormen und -regeln erneut auseinander zu setzen. Dies ist in zweierlei Hinsicht nützlich für das Team: Einerseits können sich die Teammitglieder durch die Erfahrungen aus der Vergangenheit wesentlich bewusster mit den Verhaltensnormen befassen und diese dem derzeitigen Entwicklungsstand anpassen. Andererseits verdeutlicht die erneute Auseinandersetzung dem Team, welche **Entwicklungsschritte** es bereits erfolgreich gemeistert hat. Zur Erstellung der neuen Verhaltensregeln kann sich das Team an die Übungen der Orientierungsphase anlehnen (☞ 4.3).

Die Verhaltensweisen im Team verändern sich mit zunehmender Kompetenz. Deshalb sollten die Teammitglieder auch die Möglichkeit bekommen, sich erneut mit ihren Verhaltensnormen auseinander zu setzen.

■ *Entlastung der Teamleitung*

Das Team befindet sich in dieser Phase in einem **Zwischenstadium.** Einerseits ist das Team bereits über den Entwicklungsstand einer „zusammengewürfelten Gruppe“ deutlich hinausgewachsen. Andererseits ist das Team noch nicht so weit entwickelt, dass die Mitglieder dauerhaft in der Lage sind, sich völlig selbstständig zu organisieren. Für die **Teamleitung** ist diese Phase deshalb eine besondere Herausforderung. Sie muss einen Mittelweg zwischen der noch benötigten Unterstützung und der Erweiterung der Handlungs- und Entscheidungsspielräume finden. Für den weiteren Entwicklungsprozess des Teams ist es sehr wichtig, dass die Teammitglieder zunehmend mehr **Verantwortung** für die Leistungserbringung und die Zusammenarbeit im Team übernehmen können. Die Teamleitung muss sich deshalb verstärkt damit auseinander setzen, dass sie zukünftig einen Großteil ihrer Macht und ihrer Verantwortung auf die Teammitglieder übertragen muss. Dementsprechend sollte sie sich noch eindeutiger als bisher von der klassischen **Führungsrolle** distanzieren und zunehmend die Rolle der „Beratenden“ einnehmen.

Wird dieser Wandel nicht vollzogen, bleibt das Team nicht nur in seiner Entwicklung stehen, sondern wird sogar in bereits vergangene Verhaltensmuster zurückfallen. Dies geschieht immer, wenn das Führungsverhalten nicht dem **Reifegrad** des Teams angepasst wird.

Tipps für die Praxis

- Die Beziehungsarbeit trotz des hohen Reifegrades des Teams nicht vernachlässigen.
- Das Führungsverhalten an den stetig zunehmenden Kompetenzen der Teammitglieder orientieren.
- Darauf achten, dass die Gestaltungs- und Entscheidungsfreiräume langsam und fundiert übergeben werden und es nicht zu Überforderungssituationen kommt.
- Der Teamleitung in dieser Entwicklungsphase ebenfalls gezielte Unterstützung in Form von Coaching und Maßnahmen zur Selbstreflexion anbieten.

6.1.2 Optimale Teamentscheidungen

Im Rahmen der Teamarbeit müssen die Teammitglieder Entscheidungen treffen und die Verantwortung dafür übernehmen. Doch die Entscheidungsfindung innerhalb der Teams verläuft in der Praxis häufig uneffektiv und zäh. Schuld daran sind beispielsweise fehlende **Besprechungsstrukturen** und eine unsystematische Vorgehensweise im Rahmen der Entscheidungsfindung. Generell sollten wichtige Entscheidungen mit dem gesamten Team getroffen werden. Dazu bieten sich die regelmäßig stattfindenden Teambesprechungen an. Im Rahmen dieser Treffen sollte das Team bereits sehr frühzeitig mit einer strukturierten Vorgehensweise vertraut gemacht werden.
Unabhängig von der Intensität der Vorbereitungen des Moderators ist die Durchführung von Besprechungen und die Art und Weise der Entscheidungsfindung eng verbunden mit dem **Reifegrad** der Teams. Beispielsweise wird am Anfang der Teamentwicklung der Entscheidungsfindungsprozess oftmals durch zwischenmenschliche Konflikte und eingefahrene Kommunikationsmuster beeinträchtigt, wodurch häufig die Konsensfindung innerhalb des Teams verhin-

dert wird. Durch die zunehmende Teamreife sind die Teammitglieder in der Organisationsphase schon so weit in ihrem Entwicklungsprozess fortgeschritten, dass Entscheidungen effektiv und zeitsparend getroffen werden können.

Konsensentscheidungen

In der Praxis geschieht es häufig, dass Entscheidungen zwar getroffen, aber nicht umgesetzt werden können. Oftmals ergeben sich erst im Nachhinein bei einzelnen Teammitgliedern Zweifel bezüglich der Entscheidungsfindung. Wenn dies eintritt, müssen regelmäßig **„Einzelüberzeugungsgespräche"** geführt werden, um die Entscheidung ausführen zu können. Diese sind nicht nur sehr zeit- und kostenaufwändig, sondern führen meist auch nicht zum gewünschten Erfolg. Um dies zu verhindern, sollten deshalb Konsensentscheidungen im Rahmen der Teamarbeit angestrebt werden. Dies sind Entscheidungen, die auf den unterschiedlichen Erfahrungen und Meinungen aller Teammitglieder basieren. Daher ist es gerade bei weitreichenden Entscheidungen notwendig, wirklich alle Teammitglieder bei der Entscheidungsfindung mit einzubeziehen.

In den meisten Fällen sind Entscheidungen mit weitreichenden Folgen für die Betroffenen verbunden. Gerade negative Auswirkungen werden von den Teammitgliedern eher akzeptiert, wenn diese selbst an der Entscheidungsfindung mitwirken konnten.
Die anschließend dargestellten Faktoren tragen erheblich zu einer erfolgreichen Umsetzung von Konsensentscheidungen bei:

- Bereits vor dem Teamtreffen müssen alle Teammitglieder über das Thema informiert sein und die Möglichkeit haben, sich entsprechend inhaltlich vorzubereiten.
- Während der Besprechung muss darauf geachtet werden, dass wirklich alle Meinungen eingeholt und ausreichend beachtet werden. Darauf muss die Teamleitung bzw. der Moderator achten!
- Die Besprechung sollte inhaltlich und methodisch vom Moderator vorbereitet werden.
- Der Moderator sollte konsequent auf die Einhaltung der Kommunikations- und Besprechungsregeln achten. Vorhandene Regeln unterstützen das Team bei einer zielorientierten Vorgehensweise.

- Zeitdruck während der Besprechung lohnt sich nicht. Nicht bearbeitete Einwände verzögern regelmäßig die Umsetzung von bereits getroffenen Entscheidungen. Der Moderator muss die Inhalte entsprechend zeitlich planen. Themenüberlastungen sollten vermieden werden.
- Um sich entscheiden zu können, muss die damit verbundene Zielsetzung für alle Teammitglieder eindeutig nachvollziehbar sein. Dies gilt auch für die damit verbundenen Auswirkungen.
- Das Team muss auch faktisch die Möglichkeit haben, sich zu entscheiden. Anweisungen oder Vorgaben als vermeintliche Entscheidungen zu tarnen und darauf zu hoffen, dass die Besprechung zur Akzeptanz der Vorgabe führt, ist im Rahmen der Teamarbeit absolut zu vermeiden. Werden strikte Vorgaben gemacht, sollten diese auch wahrheitsgemäß als solche ausgewiesen werden!
- Komplexen Sachverhalten gehen oftmals viele kleine Teilentscheidungen voraus. In diese sollte das Team ebenfalls mit einbezogen werden, da es sonst auch keine abschließende Entscheidung treffen kann.
- Sollte sich im Gesprächsverlauf herausstellen, dass relevante Informationen für eine ausgereifte Entscheidungsfindung noch nicht zur Verfügung stehen oder zu diesem Zeitpunkt noch nicht berücksichtigt werden können, sollte die endgültige Entscheidung vertagt werden.

6

Die neu gewonnene Offenheit in der Organisationsphase trägt dazu bei, die mit der Entscheidung verbundenen Ängste und Erwartungen offen im Team ansprechen zu können. Dies fördert die Akzeptanz von Entscheidungen.

Beispiel „Übergabezeiten"

Fallbeispiel

Im Rahmen der Zielvereinbarungsgespräche wurde gemeinsam mit dem 17-köpfigen Team festgelegt, dass die Übergabezeiten um insgesamt 30 Minuten pro Tag reduziert werden sollen.

Die aktuellen Übergabezeiten:
Morgens = 30 Minuten (durchschnittlich fünf Personen anwesend)
Mittags = 45 Minuten (durchschnittlich sieben Personen anwesend)
Abends = 30 Minuten (durchschnittlich vier Personen anwesend)
Durchschnittliche Gesamtübergabezeit pro Tag = 9,75 Stunden (personenbezogen)
Das Team soll nun gemeinsam überlegen, wie die Zeitreduzierung innerhalb der nächsten drei Monate umgesetzt werden kann. Die dadurch „gewonnene" Zeit soll die notwendigen Zeitressourcen für die regelmäßigen beziehungsfördernden Teamtreffen bereitstellen. Im Rahmen der Teambesprechung soll gemeinsam entschieden werden, wie die Zielvorgabe umgesetzt werden kann. Um sich vorbereiten zu können, hat die Teamleitung für ihre Teammitglieder entsprechende Literatur zusammengestellt und an jeden ausgehändigt.

Besprechungsverlauf: Abschnitt	Zielsetzung	Methode/Medien (des Moderators)
1. Begrüßung	Ankommen im Team	kurze Entspannungsübung
2. Orientierung	• Transparenz, gemeinsame Ausgangsbasis definieren • Zielsetzung und Nutzen der zu treffenden Entscheidung verdeutlichen	unbedingt visualisieren, z. B. auf Flip-Chart, Papier schon vorbereiten
3. allgemeine Forderungen und Auswirkungen, Fragen der Teammitglieder klären	Es muss herausgearbeitet werden, welche Forderungen beachtet werden müssen, z. B. • darf der Informationsfluss nicht unter der Verkürzung leiden • muss die Qualität erhalten bleiben Sofern zutreffend: • besondere Vorgaben von Seiten des Trägers • gesetzliche Besonderheiten.	

Besprechungsverlauf: Abschnitt	Zielsetzung	Methode/Medien (des Moderators)
		• Visualisierung der Vorgaben anhand der vorbereiteten Flip-Charts • Ergänzungen von Seiten des Teams aufnehmen
	Auswirkungen, Vor- und Nachteile sowie Risiken sollen erfasst und nach der Wichtigkeit zugeordnet werden.	• Kartenabfrage (pro Karte in Begriff) • Zuordnung der Begriffe, z.B. nach Auswirkungen, Vor- und Nachteilen • gemeinsame Prioritätensetzung und Auswertung
4. Störfaktoren	Ermittlung der Störfaktoren und Zeitfresser in einer Übergabe (Projektartikel mit einbeziehen)	Kartenabfrage (s. oben)
5. Lösung bzw. Entscheidungsfindung	Das Team muss entscheiden, • wie die Störfaktoren ausgeschaltet werden können • wie die Zeiteinsparung auf die drei stattfindenden Übergaben verteilt werden kann • wie die konkrete Umsetzung aussehen muss und wie in diesem Zusammenhang die Vorgaben und Auswirkungen berücksichtigt werden können • wie die nun stattfindenden Beziehungsbesprechungen gestaltet werden sollen.	• Vorschläge sammeln • Alternativen aufstellen • Prioritäten erarbeiten • Widersprüche und Widerstände aufdecken Alle Schritte müssen visualisiert werden! • Kartenabfrage • Flip-Chart

6

Besprechungsverlauf:		
Abschnitt	Zielsetzung	Methode/Medien (des Moderators)
6. Planen	Wer macht wann, was, wie, womit und bis wann?	Aktivitäten-Liste erstellen (wird den Teammitgliedern ausgehändigt und dem Protokoll angehängt)
7. Abschluss	• kurze Befindlichkeitsrunde • abschließende Fragen? • Ausblick auf das nächste Treffen	ausreichend Zeit einplanen, da gerade in der Abschlussphase noch wichtige Fragen auftauchen oder Missverständnisse geklärt werden können

Tab. 25: Fallbeispiel Besprechungsverlauf

Ergebnis der Besprechung

Das Team hat sich im Rahmen der Besprechung mit den Vorgaben auseinander gesetzt und die möglichen Auswirkungen diskutiert. Zudem wurden die Störfaktoren während einer Besprechung aufgelistet. Beispielsweise eingehende Telefonate, Besucher, Kunden und Ärzte führen häufig zu zeitlichen Verzögerungen bei der Übergabe. Das Team hat folgende Lösungen für sich gefunden:

- Eine Pflegekraft übernimmt den **„Hintergrunddienst"** und vermeidet damit die Störungen während der Übergabe.
- Das Team hat entschieden, dass ein **Ablaufstandard** erarbeitet werden muss, damit die Übergaben strukturierter durchgeführt werden können.
- Das Team hat entschieden, dass die Morgenübergabe um zehn Minuten, die Mittagsübergabe um 15 Minuten und die Abendübergabe um fünf Minuten verkürzt werden soll. Hierdurch wird

eine **Zeitersparnis** von insgesamt 2,92 Std. pro Tag bei der zuvor dargestellten Durchschnittsbesetzung erreicht. Innerhalb von 28 Tagen können dadurch insgesamt 81,66 Stunden eingespart werden. Pro Mitarbeiter (17) bedeutet dies eine zur Verfügung stehende Besprechungszeit von 4,80 Stunden pro Monat.

- Das Team hat weiterhin entschieden, dass die **„Beziehungsbesprechungen“** zukünftig unterschiedlich gestaltet werden sollen. An drei Montagen im Monat soll das Team im Anschluss an die Übergabe jeweils 30 Minuten für gemeinsame Aktivitäten zur Verfügung haben. Zudem soll einmal monatlich ein Workshop über drei Stunden eingeplant werden. Hierdurch ergibt sich bei 17 Teammitgliedern eine Gesamtbesprechungszeit von 76,5 Stunden. Zudem sollen für das Drei-Stunden-Treffen jeweils zwei Aushilfskräfte auf der Station eingeteilt werden. Dies macht zusätzlich noch einmal sechs Stunden im Monat aus. Das Team hat damit die gewonnene Zeit um 0,84 Stunden überschritten; geht jedoch davon aus, dass sich dies durch die Abwesenheit einzelner Teammitglieder regulieren wird.

Dieses real existierende Fallbeispiel macht deutlich, wie kreativ Teammitglieder Zielvereinbarungen umsetzen und eigene Lösungswege entwickeln können. Das Modell dieses Wohnbereichs wird mittlerweile in der gesamten Einrichtung erfolgreich angewendet.

Tipps für die Praxis

- ▶ Das Team davor bewahren, übereilte Entscheidungen zu treffen, die anschließend nicht umgesetzt werden können.
- ▶ Den Teammitgliedern verdeutlichen, wie wichtig Konsensentscheidungen für die Zusammenarbeit sind.

6.2 Das Team in der Verschmelzungsphase

Die vierte Phase der Teamentwicklung ist die Verschmelzungs-, Teamreife-, Arbeits- oder Performing-Phase. In dieser Phase zeigt das Team die höchste Produktivität und ist damit auf dem Gipfel der Teamentwicklung angelangt. Hat das Team in der Organisationsphase die Möglichkeit bekommen, sich noch intensiver als in der Kampfphase mit den eigenen Verhaltensweisen und Kommunikationsmustern auseinander zu setzen und wurden zudem die **Handlungsspielräume** des Teams erweitert, geht der Entwicklungsprozess in die Phase der Verschmelzung über. Im Rahmen der Teamentwicklung ist mit Verschmelzung gemeint, dass die einzelnen Teammitglieder eine echte Gemeinschaft eingehen. Die gemeinsamen Erfahrungen und die Bewältigung der „Höhen" und „Tiefen" in der Vergangenheit haben dazu geführt, dass das Team zusammengewachsen ist. Die einzelnen Teammitglieder identifizieren sich mit den Teamzielen, übernehmen Verantwortung, respektieren und schätzen sich gegenseitig und treten füreinander ein. Dieses **WIR-Gefühl** ist ein Ausdruck der stabilen Beziehungen innerhalb des Teams und legt damit den Grundstein für eine erfolgreiche, zielorientierte und effektive Arbeitsweise.

Aufgabenerweiterung

Die Teammitglieder haben bis zur Reifephase gelernt, mit zwischenmenschlichen Problemen konstruktiv umzugehen und Konflikte nicht zu vermeiden. Das Team hat seine Handlungsspielräume kontinuierlich erweitert, zunehmend eigene Entscheidungen getroffen und gelernt, die Verantwortung innerhalb des Teams aufzuteilen. Während in den ersten drei Phasen die Grundsteine für die Zusammenarbeit gelegt wurden, steht in der vierten Phase nun die Erweiterung der **Handlungsspielräume** im Vordergrund.
Die Rollenverteilung innerhalb des Teams wird in der Reifephase zunehmend flexibel gehandhabt. Die **Führerabhängigkeit** aus den ersten Phasen löst sich auf. Dabei wird die Führungsrolle nicht mehr nur an einer Personen festgemacht, sondern diese wird meist aufgabenbezogen auf unterschiedliche Teammitglieder verteilt. Die Verantwortung für den Teamerfolg wird nicht mehr einzig und allein bei der Teamleitung gesehen, sondern als Verantwortung des Gesamtteams anerkannt.
Weil das Team nun in seiner Entwicklung so weit fortgeschritten ist, dass die Verantwortung gleichmäßig im Team aufgeteilt werden

kann, muss sich die Teamleitung nun vollständig aus ihrer aktiven Führungsrolle zurückziehen. Für viele Teamleitungen ist dieser **Loslösungsprozess** mit großen persönlichen Schwierigkeiten verbunden. Deshalb sind die Phasen der Teamentwicklung nicht nur für die einzelnen Mitglieder von großer Bedeutung, sondern die Entwicklungsphasen bereiten auch die Teamleitung schonend auf den unaufhaltsamen **Rollenwechsel** vor. Ebenso wie die Teammitglieder sich erst in ihrer Rolle zurechtfinden müssen, benötigt auch die Teamleitung die entsprechende Entwicklungszeit für sich. Allerdings muss eindeutig betont werden, dass die Teamleitung ihrem Team immer ein Entwicklungsschritt voraus sein sollte, da sie es ist, die einerseits als Vorbild fungieren und andererseits die Teammitglieder gezielt fördern muss.

Motivation und Aufgabenerweiterung

Das Thema Motivation ist durchgängig in allen Entwicklungsphasen von großer Bedeutung. Ohne ein motiviertes Team können viele der aufgezeigten Entwicklungsschritte gar nicht erst vollbracht werden. Doch in der letzten Phase der Teamentwicklung ist die Motivation noch einmal von herausragender Bedeutung. Das Team hat seine Kompetenzen erweitert und die **Leistungsbereitschaft** ist auf dem Höhepunkt angelangt. Dementsprechend muss sich die Motivation von Seiten der Teamleitung darauf richten, das Aufgabengebiet entsprechend der vorhandenen Leistungsbereitschaft zu erweitern. Das Motivationsmodell von R. Sprenger verdeutlicht diesbezüglich noch einmal auf anschauliche Weise, warum die beste Art der Mitarbeitermotivation die Schaffung von teamfördernden Arbeitsstrukturen ist.
Die Kernaussage des Sprenger-Modells ist, dass klassische Motivationsbemühungen immer dann stattfinden, wenn die Leistungsbereitschaft der Mitarbeiter gesteigert werden soll. Der dahinterstehende gedankliche Ansatz ist, dass die Mitarbeiter von sich aus nicht ihre volle Leistungsbereitschaft zur Verfügung stellen. Um dieses Bereitschaftsdefizit dann steigern zu können, werden extrinsische **Anreizsysteme**, z. B. Bonusvergütungssysteme, eingeführt. Aufgrund dieser fälschlichen Annahme unterliegen Mitarbeiter im Laufe ihres beruf-

lichen Werdegangs vielfältigen Motivationsversuchen von Führungskräften, die sich auf die Steigerung ihrer Leistungsbereitschaft beziehen. Gleichzeitig erleben sie, dass für ihre (gesteigerte) Bereitschaft nicht der notwendige äußere Rahmen zur Verfügung gestellt wird.

Was bringt aber Motivation, wenn die Mitarbeiter das „Ergebnis" der Motivation, die gesteigerte Leistungsbereitschaft, aufgrund der strukturellen Rahmenbedingungen nicht ausleben können? Sie werden demotiviert. Um dieser Demotivation zu begegnen, reagieren die Führungskräfte mit weiteren Motivationsversuchen, was wiederum zur Folge hat, dass sich die Demotivation verstärkt.

Aufgrund des zuvor beschriebenen **Demotivations-Kreislaufs** ist es im Rahmen der Teamarbeit sinnvoll, sich damit auseinander zu setzen, welche Faktoren zur Leistungssteigerung in einem Team beitragen können. Die Leistungsbereitschaft der Mitarbeiter hängt maßgeblich von den **Arbeitsbedingungen** ab, innerhalb derer sie ihre Leistung erbringen müssen. Dementsprechend tragen nicht vorrangig äußere Anreize zur Leistungssteigerung bei, sondern die Motivation der Mitarbeiter ergibt sich beispielsweise aus der angemessenen Begleitung des Teams, der Schaffung von reifegradbezogenen Rahmenbedingungen und damit auch aus der Beteiligung der Mitarbeiter in den für sie wichtigen Bereichen. Die Bemühungen der Führungskräfte dürfen somit nicht darin liegen, die Leistungsbereitschaft durch (Motivations-) Anreize zu steigern, sondern sie müssen die Fähigkeiten der Mitarbeiter fördern und ein der Leistungsfähigkeit entsprechendes äußeres Arbeitsumfeld schaffen.

Laut Sprenger sind folgende Bedingungen notwendig, um Mitarbeiter nicht zu demotivieren. Vergleicht man diese mit der **Zielsetzung** von Teamarbeit, wird sehr schnell deutlich, warum diese Arbeitsform zur Leistungssteigerung beiträgt:

- Glaubwürdigkeit des Vorgesetzten
- Zutrauen in die Fähigkeiten der Mitarbeiter
- Achtung und Berücksichtigung der Kompetenz des einzelnen Mitarbeiters
- Förderung der individuellen Fähigkeiten
- Aufgabenverteilung, die nicht zur Über- oder Unterforderung der Mitarbeiter führt

- Betroffene zu Beteiligten machen und Mitarbeiter in ganzheitliche Aufgaben einbinden
- Schaffung von Freiräumen bezüglich Selbstbestimmung und Entscheidungsfreiheit
- Übertragung von Verantwortung

Tipps für die Praxis

- Verhindern, dass sich das Team auf seinen Erfolgen „ausruht".
- Deutlich machen, dass die Weiterentwicklung nie abgeschlossen ist.
- Thematisieren und bearbeiten, dass sich das WIR-Gefühl nicht ausgrenzend auf andere Teams innerhalb der Einrichtung auswirken darf.
- Die Teamleiter durch Bildungs- und Trainingsmaßnahmen auf diesen Entwicklungsschritt vorbereiten, damit sie in dieser Entwicklungsphase den Teammitgliedern zunehmend als Coach und Berater zur Seite stehen kann.

6.3 Klassische Moderationsmethoden

In der Reifephase lösen sich die bestehenden Rollenverteilungen auf. Somit kann beispielsweise auch die Moderation von Besprechungen und Entscheidungsfindungsprozessen zunehmend von einzelnen Teammitgliedern übernommen werden. Damit die Besprechungen ebenso erfolgreich verlaufen wie in der Vergangenheit, ist es notwendig, dass die Teammitglieder auch ihre methodische Kompetenz erweitern. Die sich anschließenden Methoden bieten zwar eine grobe Orientierungshilfe über die unterschiedlichen Moderationsarten, ersetzen jedoch keine **Moderations- oder Präsentationsfortbildung.**

6.3.1 Brainstorming

Das Brainstorming ist eine ideale Technik, um kreative Ideen gemeinsam in einen Team zu entwickeln. Dabei gibt es verschiedene

Varianten: Eine Möglichkeit besteht darin, alle Beiträge auf Zuruf zu sammeln. Dies ist jedoch manchmal nicht ganz einfach, weil dann oftmals schon während des Zurufs eine Bewertung durch die anderen Teilnehmer stattfindet. Wird beispielsweise etwas „Verrücktes" gesagt, reagieren die anderen Teammitglieder oftmals auch entsprechend darauf. Dies hemmt dann die **Kreativität** und führt dazu, dass die nachfolgenden Einfälle nicht mehr so spontan geäußert werden. Das Ziel beim Brainstorming ist jedoch, alle Ideen und Einfälle spontan zu sammeln, ohne sie zu bewerten oder auf deren Machbarkeit zu überprüfen. Das Potenzial liegt gerade in der uneingeschränkten Äußerung von Ideen. Deshalb stellt die **Kartenabfrage** (☞ Tab. 26) eine sinnvolle Alternative dar.

Anwendung	jederzeit zur Ideenfindung
Ziel	• spontane Äußerungen erfassen • kreative Ideen zulassen • keine Wertungen vornehmen
Arbeitsauftrag	Die Teilnehmer sollen alle Assoziationen zu einem bestimmten Begriff notieren. Beispielsweise sollen sie notieren, was ihnen zu dem Begriff „Motivation" einfällt. Karten und dicke Stifte bereithalten, eventuell mehrere Farben, um Kategorien zu verdeutlichen Dauer: drei Minuten reine Aufschreibzeit
Hinweise an die Teilnehmer	• nicht nachdenken • einfach losschreiben • auch verrückte Dinge aufschreiben pro Karte nur ein Wort notieren
Auswertung	Sehr effektiv ist es, wenn jedes Teammitglied seine eigenen Karten an einer Pinnwand präsentiert. Pinnwände können aus großen Kartons sehr kostengünstig selbst gebastelt werden. Nachdem alle präsentiert haben, soll das Team versuchen, die Gemeinsamkeiten zwischen den Ideen herauszuarbeiten. Beispielsweise werden bei dem Begriff „Motivation" sowohl motivationsfördernde als auch motivationshemmende Begriffe genannt. Diese sollen dann

	an der Pinnwand zugeordnet werden. Diesen Vorgang nennt man „clustern“. Die Visualisierung der Begriffe ist unbedingt nötig. Dauer: je nach Anzahl der Begriffe
Ergebnis	Die Auswertung kann als Einstieg für eine weiterführende Bearbeitung genommen werden. Beispielsweise kann sich das Team anschließend mit den eigenen Motivationsbedingungen auseinander setzen.

Tab. 26: Brainstorming

Tipps für die Praxis

Beim Brainstorming muss der Moderator beachten, dass

- die Teammitglieder die anderen Aussagen nicht negativ bewerten oder lächerlich machen
- wirklich ausreichend dicke Filzstifte und Moderationskarten vorhanden sind
- sich wirklich alle Teammitglieder an der Ideensammlung beteiligen
- anschließend an den gesammelten Ideen weitergearbeitet wird.

6.3.2 Wechselnde Perspektiven

Die folgende Methode dient dazu, sich unterschiedlichen Perspektiven und Standpunkten anzunähern. Die Teammitglieder sind dabei gezwungen, sich auch in Positionen hineinzuversetzen, die deutlich von ihrer eigenen Einstellung abweichen. Dies fördert das Verständnis für unterschiedliche Meinungen und die Akzeptanz von unterschiedlichen Positionen. Zudem verdeutlicht diese Übung sehr anschaulich, dass eine **Einzelperspektive** meist nicht ausreichend ist, um einen bestimmten Sachverhalt zu durchdringen.

Die von den Teammitgliedern im Rahmen der Übung einzunehmenden Positionen werden nachfolgend dargestellt und sollen auf den Spielkarten farblich zugeordnet werden:

- Die weiße Karte steht für alle rein sachlich-rationalen Aspekte. Für das „weiße Teammitglied“ zählen ausschließlich die Fakten.
- Die gelbe Karte steht für alle positiven Aspekte. Das „gelbe Teammitglied“ sieht die Vorteile in der Sache und für die Beteiligten.
- Die schwarze Karte steht für alle Gefahren und Nachteile. Das „schwarze Teammitglied“ sieht wortwörtlich alles schwarz.
- Die grüne Karte steht für Phantasie. Das „grüne Teammitglied“ lässt sich auf seiner Lösungssuche von phantastischen Ideen leiten.
- Die rote Karte steht für Emotionen. Das „rote Teammitglied“ erfasst alle Gefühle, Schwingungen, Ängste und Befürchtungen.
- Die blaue Karte kommt erst bei der Auswertung ins Spiel und betrifft alle Teammitglieder.

Anwendung	*jederzeit im Rahmen von Problemlösungsprozessen und Entscheidungsfindungen*
Ziel	• *unterschiedliche Standpunkte zu erfassen* • *aus seiner „typischen“ Rolle heraustreten zu können* • *kreative Ideen zu entwickeln*
Arbeits-auftrag	*Ein bestimmtes Problem ist Gegenstand der sich anschließenden Diskussion.* *Spielkarten bewusst verteilen* *Im Rahmen der Diskussion sollen die Teammitglieder nun entsprechend der Eigenschaften ihrer jeweiligen Farbkarte argumentieren. Zur Vorbereitung haben die Teammitglieder fünf Minuten Zeit, sollen sich jedoch nicht untereinander besprechen!* *Dauer: je nach Intensität*
Hinweise an die Teilnehmer	• *Niemand darf unterbrochen werden.* • *Die Darstellung erfolgt nacheinander.* • *Die Merkmale der Karten sind zu vertreten.* *bei Regelverstößen kurz einschreiten*
Auswertung	*Nachdem alle Beteiligten ihre Position deutlich gemacht haben, erfolgt die Auswertung.* *Die blaue Karte kommt nun ins Spiel. Blau steht für Entscheidung und Lösung.*

	Aufgrund der unterschiedlichen Positionen sollen die Teammitglieder nun Handlungsmöglichkeiten entwickeln. Die unterschiedlichen Meinungen der „Farbspieler" sind dabei die Ausgangsbasis. <u>Dauer:</u> je nach Intensität
Ergebnis	Konkrete Handlungsentscheidungen, Strategien oder Verfahren werden festgelegt. schriftliche Fixierung

Tab. 27: Unterschiedliche Perspektiven

Tipps für die Praxis

Der Moderator muss darauf achten, dass

- sich die Teammitglieder an den Merkmalen ihrer Position orientieren
- klar ersichtlich ist, dass die Beteiligten eine Position vertreten müssen, die nicht unbedingt ihre eigene ist
- keine Verwirrung darüber entsteht, wer welche Position hat
- bei jeder erneuten Anwendung die farbliche Zuordnung bestehen bleibt (wie oben beschrieben)
- möglichst jedes Teammitglied eine Karte bekommt, die der eigenen Auffassung widerspricht
- die Reihenfolge der Karten eingehalten wird (weiß, gelb, schwarz, grün, rot).

6.3.3 Ursachen-Wirkungs-Diagramm

Das Ursachen-Wirkungs-Diagramm ist auch als Ishikawa- oder Fischgrät-Diagramm (☞ Abb. 11) bekannt und eignet sich sehr gut zur Analyse von Wirkungen und deren Ursachen. Es wird sehr oft im Bereich des **Qualitätsmanagements** eingesetzt und eignet sich deshalb auch hervorragend für Teams, die sich mit der Optimierung und Verbesserung von Arbeitsabläufen befassen.

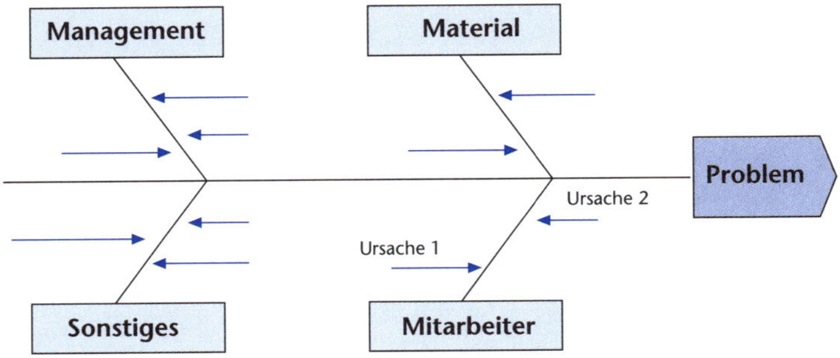

Abb. 11: Darstellung eines Ishikawa-Diagramms

Vorgehensweise:

- Zuerst muss das gemeinsame Problem genau definiert werden. Dies ist wichtig, damit alle Beteiligten die gleiche Ausgangsbasis haben und das Problem (die Auswirkung) einheitlich begriffen wird.
- Anschließend werden so genannte M-Punkte definiert. Diese stellen die Hauptursachen für die Problementstehung dar. Beispielsweise kann die Ursache beim Menschen, bei der Methode, beim Management, beim Material oder anderen Einflussgrößen liegen. Diese können je nach Thema beliebig erweitert werden.
- Im nächsten Schritt werden unter diese Hauptkategorien die möglichen Ursachen in Form eines Ishikwa-Diagramms eingetragen.
- Das Diagramm kann wichtige Hinweise darauf liefern, welche Ursachen wohl hauptsächlich für die Problementstehung verantwortlich sind. Die Weiterbearbeitung konzentriert sich dann auf diese Ursachen.

Tipps für die Praxis

- ▶ Darauf achten, dass Ursachen und Auswirkungen nicht miteinander verwechselt werden.
- ▶ Auf eine klare und verständliche Ausdrucksweise achten.
- ▶ Das Diagramm visualisieren und für Dokumentationszwecke aufbewahren.
- ▶ Im Rahmen von Besprechungen einplanen, dass diese Methode erst von den Beteiligten eingeübt werden muss und zu Beginn mehr Zeit beansprucht.

7
Literatur

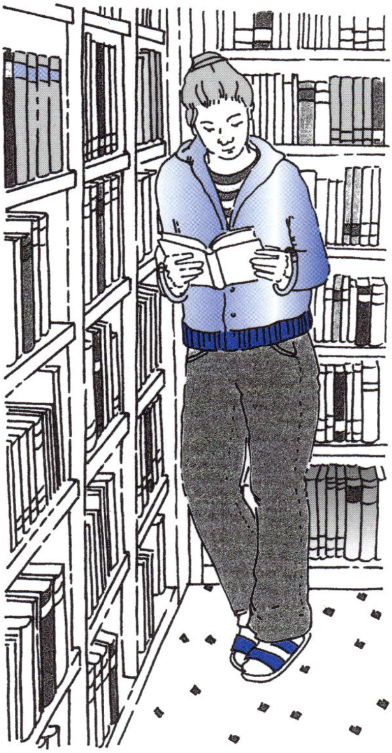

Antoni , C. H. (Hrsg): Praxishandbuch Gruppenarbeit (gesammelte Beiträge). Symposion 2001

Becker, M.: Personalentwicklung. Schäffer & Poeschel 2002

Crisand, E.: Prinzipien der Führungsorganisation, Band 30. Sauer-Verlag 1998

Fersch, M.: Leistungsbeurteilung und Zielvereinbarungen im Unternehmen. Gabler-Verlag 2002

Frese, E.: Handwörterbuch der Organisation. C. H. Poeschl-Verlag 1992

Gamber, Paul: Konflikte und Aggressionen im Betrieb. Mvg-Verlag 1995

Hummel & Zander: Unternehmensführung. Schäffer&Poeschel Verlag 2002

Kellner, Hedwig: Konferenzen, Sitzungen, Workshops. Hanser Verlag 2000

Kriz, W. C.: Lernziel: Systemkompetenz. Vanderhoeck & Ruprecht 2000

Kronenberg, Hans: Grundlagen sozialer und kommunikativer Kompetenz. R.G. Fischer 1996

Lumma, Klaus: Die Teamfibel. Windmühle GmbH 1994

Maaß & Ritschl: Teamgeist-Spiele und Übungen. Junfermann 1997

Neuberger, Oswald: Führen und Führen lassen. Lucius & Lucius 2002

Pohl & Witt: Innovative Teamarbeit, Band 35. Sauer-Verlag 2000

Rahn, H. J.: Führung von Gruppen, Band 16. Sauer-Verlag 1998

Redlich, A. : Die soziale Architektur von Gruppen in der Teamentwicklung, Band 8. Uni Hamburg, FB Psychologie 1997

Schäfer & Fritz: Leitmotiv und Gruppe. Grünewald 2001

Seifert, Josef W.: Mitarbeitergruppen. Gabal 1996

Sprenger, R.: Mythos Motivation-Wege aus einer Sackgasse. Campus-Verlag 1999

Stöger, Gabriele: Besser im Team. Beltz- Verlag 2000

Stroebe, R. W.: Führungsstile, Band 3. Sauer-Verlag 1999

Wagner/Rex: Praktische Personalführung. Gabler-Verlag 2001

Wieteck, Pia: Personalentwicklung in Pflegeberufen. Recom 2000

Zimmermann, W. D.: Gruppenprozesse, Band 3. Schneider Verlag 2002

Index